Die homöopathischen Kriminalfälle
des Inspector Samuel Morrison

Franziska Feist

I0420358

Coverdesign: Dianna Stephens

Für meine Mutter Monika Feist

Kriminalgeschichten faszinieren Menschen schon seit langer Zeit. Sie sind unterhaltsam, spannend und manchmal kaum durchschaubar. Ein Leid geschieht und es gibt scheinbar keine Antwort. Doch irgendwann wird der Schuldige durch einen klugen Kriminalisten enttarnt und alles kommt zu einem guten Ende.

Ähnlich spannend kann auch die Arbeit mit Symptomen und homöopathischen Mitteln sein. Es geschieht ein Leid in Form einer Krankheit und es bedarf einer fast kriminalistischen Beobachtungsgabe sowie eines wachen Verstandes, um die Zusammenhänge im Leben des Patienten zu erkennen und die Lösung in Form des passenden homöopathischen Mittels zu finden.

Aus den Namen des Erfinders der Homöopathie, Samuel Hahnemann, und des großen Homöopathen Roger Morrison entstand ein homöopathischer Ermittler – Inspector Samuel Morrison, der seine Fälle mit Witz, Verstand und eben einer guten Portion homöopathischen Wissens löst. Er nutzt dabei die psychologischen Mittelbilder der Homöopathie, die jedem Mittel ein fein differenziertes Persönlichkeitsprofil zuordnen. Auch nutzt er homöopathische Nachschlagewerke für seine Ermittlungen – er repertorisiert also Fälle in klassischer homöopathischer Tradition.

So kann der Leser eintauchen in eine Welt voller Kriminalität und Spannung, menschliche Wesenszüge und Schicksale studieren und zugleich ein Gefühl für homöopathische Mittel entwickeln. Man muss kein Profi der Homöopathie sein und kein Kriminalist, um an diesem Büchlein Freude zu finden. Können Sie die Mittel erraten, die sich in den Geschichten verstecken? Wenn nicht, schauen Sie in der Auflösung nach!

Inhaltsverzeichnis

Mord am Meer

Also an die See sollte er fahren gut, kein Problem. Er war gern unterwegs. Samuel Morrison, polizeilicher Spürhund der besonderen Art. Groß und vielleicht etwas zu schlank, eigenwillig und charismatisch – so könnte man ihn beschreiben. Mit seinen vierundvierzig Jahren zeigten sich die ersten grauen Strähnen in seinen sonst dunklen, lockigen Haaren. Was einem als erstes auffiel, wenn man ihm ins Gesicht schaute, waren die dichten, langen Wimpern, die seine lebhaften, grauen Augen umrahmten. Geboren war Morrison in Glasgow, Apothekersohn aus gutem Haus. Er hätte die florierende Apotheke seines Vaters übernehmen können. Er war intelligent, lernte schnell. Doch dieses genau dosieren, genau abwiegen, pedantisch Medikamente zusammenstellen – das war nichts für Samuel Morrison. Wenn sein Vater ihn als Kind mit in die Apotheke genommen hatte, dann waren seine Gedanken immer hinaus gewandert zu den Bergen mit ihren knorrigen, verdrehten Kiefern. Scharfer Wind, Bewegung, Einsamkeit – das waren Dinge, die er liebte. Später kamen dann auch die Frauen dazu und der Whisky. Und während er seinem Single Malt treu blieb, war das bei den Damen kaum der Fall. Nein, von seinem Vater hatte er nicht viel geerbt. Außer vielleicht dieses Talent, zuzuhören, Details schnell wahrzunehmen, eben dieses Gespür für das Ungewöhnliche.

Genau dieses hatte ihn irgendwann nach London und zur Polizei gebracht. Nicht, dass es geplant gewesen wäre, aber es machte ihm Spaß. Für eine Weile würde er den Job wohl machen. Und er machte ihn gut. Deshalb hatte man ihn nun nach Brighton geschickt. Ans Meer eben, wo es immer wieder zu außergewöhnlichen Mordfällen kam.

Am Strand hatte man vor einer Weile eine Leiche gefunden - männliche Person, etwas schmierig, aber elegant gekleidet. Die Figur und auch die Wahl der Kleidung sprachen für einen Lebemann, an den wurstigen Fingern steckten teure, dicke Ringe. Ungewöhnlich allerdings waren die abgekauten Fingernägel, die so gar nicht zum teuren Anzug und den roten Maßschuhen passen wollten. Unter der Leiche hatte man eine gute Flasche Rotwein gefunden, eine noble Art, aus dem Leben zu scheiden. Todesursächlich allerdings waren weder Fett noch Alkohol. Es war ein Schlag gewesen – ein kräftiger Schlag beinahe mitten ins Gesicht. Irgendetwas hatte ihm den Schädel zertrümmert, direkt über dem linken Auge. Das war nun schon eine Weile her.

Aber nun hatte es ein weiteres Opfer gegeben. Diesmal war es ein kleiner, etwas farbloser Kerl mit grauem Haar.

Die Stirn wies – neben einer klaffenden Wunde über dem linken Auge – tiefe Furchen auf. Er machte auch im Tod noch einen sehr ernsthaften Eindruck. Die Augenwinkel waren etwas eingerissen. Obwohl das Wetter sommerlich und warm war, trug er einen Schal um den Hals. Die Hose saß locker und wurde von Hosenträgern gehalten. Achtundzwanzig Tage lagen zwischen dem ersten und dem zweiten Mord. Vom Täter gab es noch immer keine Spur. Das war die Situation, die Samuel Morrison bei seinem Eintreffen in Brighton vorfand. Man hatte ihm ein Büro eingerichtet und die Akten lagen bereit. Er las die Obduktionsberichte sehr aufmerksam, während er ein Schinkensandwich verschlang. Beide Opfer waren auf die gleiche Art und Weise zu Tode gekommen, beide am Strand in einer Gewitternacht. Morrison beschloss, mehr über die beiden herauszufinden. Zunächst machte er sich auf den Weg in die Kanzlei des zweiten Opfers. Henry Campbell, Rechtsanwalt, sechsundfünfzig Jahre alt, sehr erfolgreich. Dies war die kurze Beschreibung des Mannes am Strand. Er war nicht verheiratet, hatte kaum Freunde. Gesellschaftlich allerdings war er sehr aktiv. Henry Campbell war der Geschäftsführer des örtlichen Golfclubs, hatte für den Posten des Bürgermeisters kandidiert und vertrat zahlreiche Bürgerinitiativen in Rechtsangelegenheiten. Im Übrigen war er ein glühender Verehrer der Königin. Seine Sekretärin beschrieb ihn als etwas kränkelnden, zurückgezogenen Mann, herrschsüchtig und detailbesessen. Er wollte in Ruhe gelassen werden, doch die Tür musste immer einen Spalt weit offenstehen, denn er konnte es nicht ertragen, allein zu sein. Ein brillanter Redner sei er gewesen, nur manchmal hätte er mit Fremdwörtern Schwierigkeiten gehabt. Die Sekretärin war in Tränen aufgelöst, denn sie hatte ihren Arbeitgeber trotz seiner arroganten Art stets gemocht. „Einer musste sich doch um ihn kümmern!", schluchzte sie, „Er hatte doch sonst niemanden." Die örtliche Polizei hatte sie zunächst unter Mordverdacht verhaftet. Da sie jedoch zum Zeitpunkt der Tat mit dem Kirchenchor auf einem Wettstreit gewesen war, erwies sich diese Spur als falsch. Sie wusste allerdings noch zu berichten, dass Henry Campbell ab und an die Gesellschaft von Damen suchte, die gegen ein gewisses Entgelt seine tyrannische Art zumindest stundenweise ertrugen.

Also machte sich Morrison auf den Weg durch die einschlägigen Bars und Kneipen der Stadt, von denen es nicht wenige gab. Hier und dort kannte man Campbell und manche der Damen schmunzelten, denn Campbell hatte sich wohl oft als großer Feldherr aufgeführt, doch im „Gefecht" zwischen Kissen und Laken dann wohl eher selten seinen Mann gestanden. Aber am Abend des Mordes hatte ihn hier niemand gesehen.

Mittlerweile war Morrison etwas müde geworden, ihm stand der Sinn nach einem guten Whisky. Am Ende der Hauptstraße fand sich eine kleine, gepflegte Bar. Livemusik vom Klavier, gedämpfte Konversation, gute Drinks – hier könnte man den Abend gut verbringen. Auf der Bühne neben dem Klavier stand eine Sängerin mit rauchiger Stimme. Eine sehr interessante Erscheinung, wie Morrison fand. Er war ein Freund des Außergewöhnlichen und so fiel sie ihm auf. Sie war nicht unbedingt der feminine Typ, doch sie hatte das gewisse Etwas. Ihre große, schlanke Gestalt imponierte doch in diesem langen, violetten Kleid. Das Gesicht war markant, nicht unbedingt weich. Markant eben, wie Morrison fand. Sie wirkte kühl und distanziert, tanzte sehr elegant. Sie war kaum die Frau, bei der man so einfach eine Chance hatte, aber Samuel Morrison liebte das Risiko. So ging er auf sie zu und sprach sie an. Sie musterte ihn von oben bis unten und grinste: „Hat Mutti dich heute Abend mal raus gelassen oder hast du den Wohnungsschlüssel verloren?"
Die Arktis hatte mehr Wärme zu bieten als diese Frau. Aber er ließ nicht locker und lud sie auf einen Drink ein. Sie nahm eine dunkle, heiße Schokolade mit Wodka. Sie erzählte nicht viel, antwortete kaum auf eine seiner Fragen.
Dennoch war sie sehr unterhaltsam mit ihren zynischen Witzeleien über die anwesenden Männer. Sie hatte Geist, das spürte man. Morrison bot ihr eine Zigarette an, die sie mit der Kerze auf dem Tisch anzündete.

Im warmen Schein der Kerze sah ihr strenges Gesicht wunderschön aus. Ihm fiel der sattelförmige Fleck auf ihrem Nasenrücken auf. Sehr interessant, wie er fand. Doch bei dieser Frau bestand keine Hoffnung, diesen Fleck je auch nur mit dem kleinen Finger berühren zu dürfen. Sie drückte irgendwann den Stummel der Zigarette aus, murmelte etwas von Kopfschmerzen über dem linken Auge und verschwand in die Nacht. Auch Morrison verließ die Bar und machte sich auf den Weg zu dem Hotel, in welchem die Kollegen ein Zimmer für ihn reserviert hatten.

Der nächste Morgen führte ihn hinaus aus der Stadt. Es ging nach Emerston Hall, Landsitz von Harold Emerston, dem ersten Mordopfer. So eindrucksvoll und mächtig wie sein vormaliger Besitzer stand das Landhaus da. Überladene Rosenbeete, riesige Statuen, verspielte Brunnen. Emerston Hall hatte alles und von allem etwas zuviel. In der Eingangshalle fanden sich Gemälde von drallen Frauen, alle in barocken, goldschweren Rahmen. Hinter einem mächtigen Blumenkübel lag ein Hund und wimmerte. Morrison mochte Hunde nicht besonders, doch dieser tat ihm leid. Er holte ein Schinkensandwich aus seiner Tasche. Der kleine Hund nahm es dankbar entgegen. Er machte nicht den Eindruck, als sei er bisher liebevoll behandelt worden.

Von der samtbezogenen Treppe klangen Schritte herab. Ein faltiger, älterer Herr lächelte freundlich, doch sehr bestimmt und fragte Morrison nach dem Grund seines Kommens. Der Ermittler stellte sich vor und bat den Hausverwalter um ein Gespräch. „Der ganze Besitz hier, das ist alles längst gepfändet! , erzählte er, „ Emerston hat nichts davon mehr gehört, er hatte sich gnadenlos verschuldet!" Es folgten Berichte von teuren Reisen, teuren Frauen, Glücksspiel und einem Leben, das mit jeder Faser genossen wurde. Betrogene Frauen, geprellte Gläubiger – Morrison wurde hellhörig. Bessere Motive konnte man kaum finden! „Kannte Emerston einen Henry Campbell?", fragte er den Hausverwalter. Doch dieser verneinte. Was hatten die beiden Männer nur gemeinsam? Sie kannten sich nicht, hatten geschäftlich und privat nichts miteinander zu tun. Sie waren sich nie begegnet. Was also verband die beiden? Morrison brauchte einen klaren Kopf. Er nahm den Wagen und fuhr hinaus auf eine Landstraße. Immer geradeaus, immer schneller. Der Fahrtwind ordnete seine Gedanken und es fiel ihm ein: Beide Männer waren in ihrem Umgang mit Frauen nicht gerade zimperlich und liebenswert. Was wäre, wenn es hier um Frauengeschichten ginge? Morrison fuhr zurück nach Brighton, sah sich noch einmal in Emerston Hall und auch in der Kanzlei von Campbell um. Er hatte Glück.

In Emerstons Rauchsalon und in Campbells Schreibtisch fand er das gleiche Foto. Sofort machte er sich auf den Weg. Doch ein Whisky konnte nicht schaden.

Er kehrte zurück in die Bar. Es war früher Abend und nur wenige Gäste füllten den Raum. Er bestellte einen Single Malt ohne Eis und nahm Platz. Die Tänzerin war auch wieder da, trug das gleiche Kleid, tanzte so wie immer. Als sie Morrison sah, kam sie herüber, lächelte etwas abfällig und setzte sich zu ihm: „Na, hast du den Heimweg nicht gefunden oder darfst du zu Hause nichts trinken?" Morrison sah sie an, zuckte mit den Schultern: „Ich weiß nicht, ich bin ja nicht von hier. Ich mach nur Urlaub am Meer und suche etwas Gesellschaft." Sie schlug die Beine übereinander und beugte sich vor. „Ach, und da kommst du zu mir, ja?", flüsterte sie, „Ich bin aber nicht so ein billiges Flittchen. Und bezahlt hat bis jetzt noch jeder" Morrison nickte. „Das glaube ich Ihnen gern. Darf ich ihren Namen erfahren?". Die Dame im violetten Kleid lehnte sich zurück. „Mary Jacobs, Sir. Mehr müssen Sie nicht wissen!"

Morrison stand auf. „Mary Jacobs, ich verhafte Sie wegen Mordes an Henry Campbell und Harold Emerston"

Mary presste die Lippen zusammen und zischte: „Woher wissen Sie davon?" Morrison ließ die Fotos auf den Tisch fallen. Beide zeigten Mary Jacobs. „Diese Stinker!", rief sie wütend, „Jeder von denen hatte den Tod verdient. Der eine meinte, ich sollte alles tun, was er von mir verlangt, sonst würde er mich fertigmachen. Er wüsste, woher ich käme und wer meine Eltern seien. Diesen Skandal hätten sie nicht verkraftet. Ich habe ihn so gehasst!" Morrison gab ihr eine Zigarette. „Und Emerston?", fragte er. Mary schaute zur Seite. „Der? Hat versucht, mich zu vergewaltigen. Meinte, er hätte genug bezahlt und nun gehörte ich ihm. Dreckskerl!"
Morrison hatte irgendwie sogar Verständnis für ihre Reaktion. Aber er fragte weiter: „Und warum lagen zwischen beiden Morden genau achtundzwanzig Tage?"Sie hielt die Hände vor das Gesicht, seufzte: „Weil immer alles schlimm ist, alle achtundzwanzig Tage. Diese Kopfschmerzen, diese Traurigkeit, einfach alles. Und dann kommen die und machen mich kaputt! Da hab ich sie kaputtgemacht!"

Morrison brachte sie auf das Polizeirevier. Nur eine Frage war noch nicht geklärt. Wie um alles in der Welt hatte sie die Morde begehen können? Sie lachte kurz: „Fragen Sie Silverstar, mein Pferd. Er ist mein einziger Freund und wir reiten gern am Strand entlang. Ich habe jeden der beiden Mistkerle zu einem Rendezvous am Meer eingeladen. Natürlich sind sie gekommen, die lüsternen Molche.

Sie wussten ja nicht, was ihnen blühen würde! Silverstars Huftritt überlebt kein Kerl. Aber wenigstens kommt ein Pferd nicht auf die Anklagebank." Morrison musste ihr versprechen, einen guten Platz für Silverstar zu finden.

Als alle Formalitäten erledigt waren, fuhr Morrison zum Anwesen von Mary Jacobs. Er öffnete die Stalltür und ging zu Silverstar. Er erklärte ihm, warum Mary nicht wiederkommen würde und brachte ihn hinaus zu einem Bauernhof, den er auf dem Weg nach Brighton gesehen hatte.

Auf der dem Weg zurück nach London dachte er lange über Mary nach. Sie hatte ihn beeindruckt. Das würde er nie vergessen.

Ein tiefer Sturz

Seit einigen Tagen war es sehr still geworden in diesem mondänen Haus am Rande der Stadt. Das war ungewöhnlich, denn es gab kaum eine Woche, die hier ohne große Empfänge, Lesungen und Partys verging. Zunächst hatten die Nachbarn gedacht, die Laurens wären wie so oft auf Reisen, doch dann zog aus dem Haus ein süßlicher, modriger Geruch herüber, der sie sehr beunruhigte.

Was die Polizei vorfand, war die Leiche von Archibald Lauren. Er lag verdreht und verkrümmt am Treppenabsatz. Der Schädel war gebrochen und eine dunkelbraune Lache zog sich vom Fundort bis zur Eingangstür. „Der Ton passt ja hervorragend zur Mahagonitäfelung der Wand", witzelte Morrison zynisch, woraufhin ein junger Constable mit leicht grüner Gesichtsfarbe sich beeilte, schnellstmöglich in den Garten zu gelangen. Morrison grinste und fragte sich, ob er den Constable jetzt lieber Kaffee holen schicken sollte. Doch er ließ es sein und schaute sich um. Er schätzte, dass Archibald Lauren schon ungefähr vier Tage so gelegen hatte, bevor die Nachbarn die Polizei verständigten. Das sagte ihm die Erfahrung. Er sah es an den Verfärbungen, hatte im Laufe der Jahre ein Gefühl dafür entwickelt. Aber Hinley, der Gerichtsmediziner, würde sicherlich wieder anfangen, mit ihm zu streiten.

Arthur Hinley, Dr. Arthur Hinley, war gerade Anfang fünfzig, sah aber aus, als wäre er schon mindestens siebzig Jahre alt. Die Haare waren dünn und schlohweiß, das schmale Gesicht von Falten durchzogen und seine kleinen, stechenden Augen erinnerten Morrison immer wieder an eine missgelaunte Fledermaus. Und erst diese schmalen, blassen, trockenen Lippen! Kein Wunder, dass er sich mit Toten beschäftigte, denn die Lebenden liefen ihm meist vor Langeweile davon! Hinley war ein begnadeter Pedant, bis zur Streitlust detailversessen und konnte Ungenauigkeiten gar nicht vertragen. Er vertrug sowieso fast gar nichts - keinen Alkohol, keine Frauen, kein gutes Essen. Ständig nippte er kleine Schlucke aus einer Wasserflasche. Das Wasser durfte aber nie aus dem Kühlschrank kommen, sonst bekam er Magenschmerzen. Auch hatte er ständig Kopfschmerzen, eine gerötete, triefende Nase und geschwollene Augenlider. Ein elender Wurm, aber er verstand was von gutem Whisky. Und von Leichen, das musste man ihm lassen. Morrison fand es nur eigenartig, dass ausgerechnet seine panische Angst vor dem Tod ihn auf den Beruf des Gerichtsmediziners gebracht hatte. Hinley wusch sich zwanghaft die Hände, legte alle Instrumente zwanghaft immer an den gleichen Platz und trug zwanghaft immer das gleiche Sakko. Schließlich war er ein Geizhals ungeahnten Ausmaßes.

Keine hielt es lange mit ihm aus, aber allein bleiben konnte er nicht. Daher hatte er sich diesen albernen Pudel angeschafft, mit dem er jeden Tag um die gleiche Uhrzeit ausging. Morrison schüttelte den Kopf, als er so über Hinley nachsann. Der kam zur Tür herein und schüttelte ebenfalls den Kopf: „Morrison, wer hat Sie denn mit Ihren Quadratlatschen hier hereingelassen? Haben Sie wieder irgendwas angefasst oder was haben Sie diesmal getan, um die Spurenlage zu versauen? Und Sie haben doch bestimmt wieder irgendeine dämliche Vermutung..."

Morrison drehte sich um und grinste, „Ich wünsche Ihnen auch einen guten Morgen, Doc! Ich denke, er liegt da schon so vier Tage herum!"
Hinley schien augenblicklich zutiefst erschüttert: „Denken, denken – das liegt Ihnen doch überhaupt nicht. Und vier Tage! Welche Kompetenz hat Sie denn zu dieser Vermutung verleitet? Fakten Morrison, Fakten! Der Mann liegt nicht länger als drei Tage und sechs Stunden, das ist eindeutig. Alles Weitere kann ich erst im Rahmen der Untersuchung klären!"Damit begann Hinley, wie in einem heiligen Ritual Gummihandschuhe und Schutzanzug anzulegen, während Morrison das Haus in Augenschein nahm.

Es fehlte an nichts. Die Möbel waren antik, die Teppiche schwer und teuer.

Überall standen Bilder eines glücklichen Paares, lachender Kinder und guter Freunde. Es musste ein sehr offenes Haus gewesen sein. Das Empfangs- zimmer bot Raum für mindestens zwanzig Leute, teure Kristallgläser und edle Weine standen bereit, als würden jederzeit Gäste erwartet. An der Wand über dem Kamin hing ein Gemälde. Es zeigte eine Frau in von ungefähr vierzig Jahren, schlank und sehr elegant. Die Haare waren hochgesteckt und mit Perlen durchzogen, das Gesicht durch perfektes Make up in seinem Strahlen wohl akzentuiert. Sie besaß die Schönheit und die dramatische Ausdruckskraft einer Stummfilmheldin. Sie hatte Format, das sah man gleich. Links unten stand eine kleine Widmung in goldenen Buchstaben: Meiner geliebten Frau Estelle zum zwanzigsten Hochzeitstag. Estelle hieß sie also und das Bild war gerade mal ein Jahr alt. Sie konnte also kaum älter sein als fünfundvierzig, wenn sie nicht wesentlich jünger wirkte als sie war.

Aber wo war sie? Was war mit ihr geschehen, als ihr Mann den Tod fand? Hatte man sie entführt? Geld genug war ja zu holen, doch ein toter Ehemann war wohl kaum in der Lage, Lösegeld für seine Frau zu zahlen. Morrison beschloss, die Kinder des Paares zu befragen und ging zur Tür.

Hinley war noch immer akribisch dabei, Lage die Körperhaltung des verstorbenen Archibald Lauren zu dokumentieren. Morrison sah ihn noch einmal ganz genau an. Lauren war ein Mann in seinen deutlichen Sechzigern, noch immer stattlich und durchaus attraktiv, soweit Morrison das beurteilen konnte. Schließlich lag sein Fokus eher auf dem weiblichen Geschlecht.

In diesem Augenblick stürzte eine junge Frau zur Tür herein, vielleicht Anfang zwanzig, blond und etwa im sechsten Monat schwanger. Sie sah Lauren am Boden liegen, schrie auf und rannte wieder davon. Morrison lief ihr hinterher und holte sie am Gartentor ein. Er stellte sich vor, sie schaute ihn einen Augenblick lang an wie versteinert und fiel ihm dann wimmernd in die Arme. „Inspector, das ist alles meine Schuld!", schluchzte sie, „Wenn wir uns nicht begegnet wären, könnte er noch leben..." Morrison versuchte, sie zu beruhigen: „Na na, so schlimm wird es schon nicht sein, Madam. Sagen Sie mir doch erst einmal, wer Sie sind und wie sie auf diesen Gedanken kommen!" Lindsay Mohan hieß die junge Dame, war gerade 21 Jahre alt und Studentin der Kunstwissenschaften. Archibald Lauren, so stellte sich heraus, war ihr Professor und enger Vertrauter.

Es verband sie eine tiefe Liebe zur Kunst und zur klassischen Musik sowie eine nicht weniger tiefe Abneigung gegen Menschen, die anderen Schmerzen zufügen. Archibald Lauren war nicht der Vater ihres ungeborenen Kindes, wie viele glaubten. Aber er hatte sie getröstet und finanziell unterstützt, da ihre Eltern sie verstoßen hatten, als sie ungeplant schwanger geworden war. Ohne ihn hätte sie ihre Studien nicht fortsetzen können.

Sie starrte vor sich hin und erzählte: „Archibald war einfach ein Engel. Er freute sich an meinen Fortschritten, schwärmte für meine Ideen und stand mir immer zur Seite. Alle dachten, er wollte mich nur ins Bett kriegen, doch so einer war er nicht. Er hat mich nie bedrängt, nie angefasst. Er hat mich höchstens mal umarmt wie ein Vater das tut, der stolz auf seine Tochter ist. Mein Vater hat das nie getan." Und wieder begann sie zu schluchzen: „Vor vier Tagen war ich bei seinem Haus, wollte mich bei ihm bedanken und ihm ein Buch zurückbringen, das er mir ausgeliehen hatte. Wir standen an der Tür und unterhielten uns kurz. Da stand seine Frau oben an der Treppe und schaute so erschrocken und kühl zu mir herab, dass mir himmelangst wurde. Ich bin dann einfach gegangen."

Morrison fuhr Lindsay nach Hause und überlegte. Er griff zum Telefon und löste eine Fahndung nach Estelle Lauren aus. Die Polizei durchsuchte alle exklusiven Hotels der Stadt, alle umliegenden Landsitze und Ferienhäuser – doch nirgends fand sich eine Spur von ihr. Morrison fuhr zurück ins Büro und fragte nach dem Stand der Ermittlung. Arthur Hinley war äußerst schlecht gelaunt, da Morrisons zeitliche Schätzung näher am festgestellten Todeszeitpunkt lag als seine eigene Mutmaßung am Tatort. Doch mehr hatte sich bisher kaum ergeben. Hämatome, Prellungen, Schädelbruch, Genickbruch, drei gebrochene Rippen, die sich in Lunge und Herz gebohrt hatten, ein gebrochener Unterarm und eine Schlüsselbeinfraktur – er starb so gründlich und perfektionistisch, wie er gelebt hatte. Das Detail von Weißbrot, Austern und Champagner als vorge-fundener letzter Mahlzeit gab kaum weiteren Aufschluss. Doch eines war klar: Archibald Lauren war nicht von selbst die Treppe heruntergefallen, er war gestoßen worden.

Für Morrison, der sich im Haus der Laurens gründlich umgesehen hatte, ergab sich ein klares Bild. Es war das Bild einer hingebungsvollen, energiegeladenen Frau, die ihr Leben ganz um das ihres Mannes aufgebaut hatte, die ihn unterstützte, seine Termine organisierte, seine Bücher korrigierte und ihn ins rechte Licht setzte.

Sie glänzte an seiner Seite, erblühte in ihren Fähigkeiten. Eine gefeierte Autorin war sie geworden, seit er sie damals entdeckt und gefördert hatte. Sie war gerade Anfang zwanzig, er bereits vierzig Jahre alt. Doch das hatte ihnen nichts ausgemacht.

Morrison kannte diesen Typ Persönlichkeit recht gut. Und er wusste, dass er nun nicht nach einer schillernden Dame von Welt, sondern nach einer zerbrochenen, abgewrackten Frau suchen musste, irgendwo dort, wo kein Licht von Wohlstand je den Alltag erhellte. Er setzte sich erneut ins Auto, zündete sich eine Zigarette an und fuhr davon. Keiner seiner Kollegen ahnte, was er wohl vorhatte, aber das war nichts Neues. Er fuhr kreuz und quer durch die Stadt, hielt an Brücken und Imbissbuden und suchte nach Estelle Lauren. In einem kleinen, muffigen Restaurant mit Fish and Chips und billigem Kaffee sah er sie endlich. Sie kauerte in einer Ecke, trug statt Abendgarderobe einen viel zu weiten Jogginganzug.
Die Haare hingen ihr wirr und fettig ins Gesicht und ihr Blick war leer. Er setzte sich zu ihr. Sie sah ihn an und nach einem kurzen Augenblick des Schweigens sprang sie auf und schrie: „Wie konnte er mir das antun, nach all den Jahren, nach allem, was ich für ihn getan habe! Er wollte mich verlassen wegen diesem Flittchen, die jetzt auch noch sein Kind bekommt!"

Dann brach sie weinend und schluchzend auf ihrem Stuhl zusammen, erstickte fast an ihren Tränen. Sie hatte gehört, wie ihr Mann an der Tür mit einer Frau gesprochen hatte, war zur Treppe gegangen und hatte die beiden beobachtet. Da stand ihr Mann und sprach mit einer attraktiven, jungen Frau, die zudem schwanger war. Wie dunkle Raben kreisten tausend schmerzhafte Gedanken in ihrem Kopf, böse, große Vögel, die sie mit Furcht erfüllten. Ihre Finger waren taub geworden und etwas schien ihre Brust zusammenzuschnüren. Diese Frau, die da stand, mit seinem Kind in ihrem Leib – sie hatte vielleicht weniger Haare auf ihrem jungen Körper, schwitzte vielleicht nicht im Gesicht, wenn sie erregt war, doch an sie hatte Estelle ihren Mann nicht verlieren wollen. Dass er sich in jüngere Frauen verliebte, sah man ja an ihr selbst. Nichts wollte sie aufgeben, nicht die Erinnerungen an eine stürmische Liebe, an Reisen um die ganze Welt, den Erfolg und die Leidenschaft, die sie beide verband. Archibald Lauren hatte nichts bemerkt. Er hatte sich von Mary verabschiedet und war die Treppe hinaufgegangen, um das Buch im Kaminzimmer abzulegen. Doch oben am Ende der Treppe stand Estelle in all ihrem Schmerz, in all ihrer Gewissheit, verlassen zu werden. Unter Schreien und Tränen hatte sie ihn von sich gestoßen, die Treppe hinunter und in den Tod. Dass ihr Mann sie nie betrogen hatte, sie nie verlassen wollte, verstand sie nicht.„Wie konnte er mir das antun?", fragte sie, „Erst trieb er mich in den Wahnsinn und nun bringt er mich ins Gefängnis. Dabei habe ich doch alles für ihn getan." Morrison führte Estelle ab. Doch er wusste, dass die Frau, die Archibald Lauren ermordet hatte, längst verschwunden war - vergangen und verblüht wie eine gebrochene Rose.

Reines Begehren

Morrison kam ins Büro. Es war Montag, die Sonne schien und er war schlecht gelaunt. Geregelte Tagesabläufe, so wichtig sie auch sein mochten, waren einfach nicht sein Fall. Sein Fall allerdings hätte die Dame sein können, deren Foto auf seinem Schreibtisch lag. Sie war schlank und blond, hatte helle Augen. Ihre Haut war schimmernd, fast durchsichtig und erinnerte ihn an eine Porzellanfigur, sie wirkte auch genau so zerbrechlich. Kühl und elegant, das hatte einen Reiz, dem er sich nicht entziehen konnte. Er hätte sich vielleicht auch gern einmal mit ihr getroffen, doch das war nicht möglich. Die Raumdesignerin Rosemary Linnet war verschwunden.

Zuletzt hatte man sie an ihrem Arbeitsplatz gesehen, obwohl sie eigentlich kaum jemandem aufgefallen war. Sie fiel überhaupt kaum auf, war still und zurückhaltend, elegant, doch sehr schüchtern. Während andere Frauen im knallroten Minirock und in hochhackigen Schuhen zur Arbeit staksten, trug sie ein silbergraues Kostüm. Auch kam sie nie zu spät, war detailversessen und arbeitete fleißig. Was sie ablieferte, war korrekt und makellos, darauf legte sie auch immer großen Wert. Nun schien es, als sei sie niemals da gewesen.

Morrison steckte das Foto ein und fuhr mit einem Sergeant zu dem Bürohaus, wo Rosemary ihr Büro hatte. Er stieg aus dem Auto und zog noch einmal herzhaft an seiner Zigarette. Er behielt den Rauch in den Lungen, bis er die Haustür hinter sich zufallen hörte. Er hatte es nicht eilig, die Räume der Firma zu erreichen, sah sich erst noch etwas im Treppenhaus um. Der Sergeant war schon reichlich unruhig, daher schickte Morrison ihn schon einmal nach oben, um Vorgesetzte und Kollegen zu befragen.

Ihm selbst fiel nach einigen Minuten eine Perle auf, die in einer Ritze zwischen zwei Stufen lag. Er hatte tatsächlich Gummihandschuhe dabei und nahm die Perle vorsichtig auf. Es war ein kleiner Ohrring, dezent und schimmernd kühl. Rosemary Linnet musste ihn verloren haben. Auf der Treppe, die zu den Kellerräumen führte, fand Morrison im Schatten noch einen schmalen, grauen Damenschuh, der dort wie hingeworfen lag. Eigenartig erschien bei näherer Betrachtung, dass das Innenfutter des Schuhs beschädigt war. Es sah aus, als hätte jemand Säure darin vergossen – das Leder war zerfressen.

Morrison wunderte das jedoch nicht. Es bestätigte nur sein Bild und seinen Verdacht, dass Rosemary Linnet das Haus weder allein noch freiwillig verlassen hatte.

Er schlurfte die Treppe hinauf und drückte dem verdutzten Sergeant die Beweismittel in die Hand, erkundigte sich nach den ersten Ergebnissen. Rosemary war wohl wie immer überpünktlich um kurz vor sieben aufgetaucht, etwas erkältet, wie so oft, mit tränenden Augen und verstopfter Nase. Zugluft war ihr nie bekommen, deswegen war ihr Schreibtisch auch so weit weg vom Fenster. Sie war gegen eins zur Mittagspause gegangen, dann aber nicht wieder zurückgekommen, was ihr überhaupt nicht ähnlich sah. Als sie dann am nächsten Morgen unentschuldigt der Arbeit fernblieb, rief man bei ihr an, klingelte an ihrer Tür, doch sie war nicht da gewesen. Der befragte Buchhalter kratzte sich am Hinterkopf: „Naja, wir dachten, ihr wäre wieder schwindlig geworden, das kam ja bei ihr öfter vor. Da muss man doch helfen, meine ich!" Es war offensichtlich, dass er in Rosemary verliebt war.

Nun schob sich eine dralle, rothaarige Dame an der Gestalt des Buchhalters vorbei und bewegte sich aufgeregt auf Morrison zu. Sie hatte etwas beobachtet, das ihr durchaus wichtig erschien.
„In letzter Zeit", flüsterte sie, „bekam Rosemary manchmal Blumen. Immer eine einzige, weiße Rose. Dabei waren dann immer so Sprüche über Reinheit und Verehrung!"

Morrison hörte sehr aufmerksam zu. So etwas war schließlich nicht alltäglich und es war das Ungewöhnliche, das ihn meist zur Lösung eines Falles führte. Er erfuhr, dass Rosemary die Rosen immer gleich samt der begleitenden Kärtchen in den Papierkorb verfrachtet hatte, ohne ihnen irgendeine Bedeutung beizumessen. Mrs. Wilson, die rothaarige Sekretärin, hatte sogar einige der Kärtchen aufgehoben und in ihrer Schreibtischschublade versteckt – natürlich nur aus Sorge um die Kollegin, nicht etwa aus Neugier! Als Morrison die Zettelchen in die Hand nahm, fiel ihm sofort ein süßlich-modriger Geruch auf, der am Papier zu haften schien. Es roch wie eine Mischung aus Kellergewölbe und Weihrauch, vertraut und doch unangenehm. Die Nachrichten waren mit dunkler Tinte von Hand geschrieben worden. Die Schrift sah verstellt aus. Auch der Grafologe würde Mühe haben, eine klare Persönlichkeit daraus zu lesen.

Zufrieden war Morrison nicht, als er sich mit dem Sergeant auf den Rückweg machte. Er hatte nichts in der Hand als ein paar muffige Zettel, einen abgerissenen Ohrring und einen Schuh. Was sollte er daraus machen? Aber ihm würde sicherlich etwas einfallen, da war er sich sicher. Auf dem Revier gab er die Beweismittel im Labor ab – bis auf die Zettel, die wollte er sich näher ansehen. Irgendein Geheimnis musste ihnen doch zu entlocken sein!

Aber es wollte ihm nicht gelingen und so ging er bald missmutig hinaus auf die Straße, um einen klaren Kopf zu bekommen und eine Zigarette zu rauchen.

Er ging umher und erkundigte sich in den einschlägigen Etablissements, ob eine Dame dort angeboten wurde, auf welche die Beschreibung von Rosemary passte, doch die Suche verlief ergebnislos. Wo zum Teufel war sie? Morrison wusste keine Antwort. Noch nicht. Aber das würde sich ändern. Irgendetwas hatte er übersehen. Er grübelte und ging weiter durch die Stadt, dachte über die Zettel nach, die Rosemary Linnet zusammen mit den weißen Rosen bekommen hatte. Vielleicht wussten die Damen in der Brompton Lane bescheid, da verkehrten schließlich nur die ganz besonderen. Vielleicht hatte man sie ja betäubt und verschleppt, unter Drogen gesetzt und hier als Spielzeug angeboten, doch dem war nicht so. „Die passt hier nicht her", sagte man ihm, „die ist zu anständig und zu rein!". Eine dunkelhaarige Prostituierte von vielleicht vierzig Jahren schaute sich das Bild von Rosemary ganz genau an und zog eine Augenbraue hoch: „So eine ist doch Futter für Perverse. Solche, die gerne Engel haben wollen!"

Das gefiel Morrison irgendwie, denn es brachte ihn auf eine Idee. Was, wenn es hier nicht um Sex oder Sadismus, sondern um eine Wahnvorstellung ging?

Vielleicht auch um etwas von jedem, aber Wahn war sehr deutlich mit dabei. Er bedankte sich bei den Damen und ging weiter. Es begann zu regnen, die Straßen waren leer. Mittlerweile war es später Nachmittag und es begann zu dämmern. Nebel zog auf und die Stadt wurde klamm. Die Szenerie passte hervorragend zu den Bildern in seinem Kopf. Der Mann, den er suchen musste, würde kein Gothic mit schwarz geschminkten Lippen und langem Ledermantel sein, auch kein minder bemittelter Muskelmann mit Bierdose in der Hand. Der Täter würde ganz unscheinbar daherkommen, mit sprödem Haar und Augenbrauen, die nach den Seiten dünner wurden. Vielleicht würde er ein paar Warzen im Gesicht haben, doch er würde angepasst und freundlich wirken, das war klar. Nur wer war er und wo war er zu finden?

Dieser süßliche Geruch auf den Papierkärtchen erinnerte ihn an etwas. Sie rochen muffig wie ein altes, morsches Haus und doch haftete an ihnen weder Schimmel noch Feuchtigkeit. Der Täter war wahrscheinlich ein respektabler und angesehener Mann mit einem schönen Haus und einem dunklen Keller – einem Keller, der genauso dunkel war wie seine Seele. Wie viele tausend Häuser es in London gab, auf die diese Beschreibung zutraf, wollte sich Morrison im Augenblick gar nicht erst vorstellen.

Der Tag ging zur Neige und er beschloss, seinen Kopf mit Hilfe von ein paar Whisky und etwas Geräuchertem in einem nahe gelegenen Pub von den Gedankenschleiern zu befreien. Dies gelang ihm auch ganz gut.

Am nächsten Morgen konnte er sich nicht mehr so genau an seinen Heimweg erinnern. Doch genau das brachte ihn auf eine Idee – er ging in die Wohnung von Rosemary Linnet, ganz ohne Spurensicherung und nervöse Polizisten. Er setzte sich auf den Wohnzimmerteppich und ließ die Atmosphäre der Wohnung auf sich wirken. Sie war sehr klar und ordentlich eingerichtet. Ein sauber polierter Glastisch stand mitten im Wohnzimmer, helle, cremefarbene Ledersessel standen darum gruppiert. Auf dem Flügel standen silbern gerahmte Fotografien, die Rosemary Linnet in verschiedenen Abschnitten ihres Lebens zeigten – beim Schulabschluss, an der Universität, beim Klavierkonzert im Gemeindehaus. Sie war erfolgreich, doch sie stand niemals wirklich im Vordergrund.

In schimmernden Glasvitrinen standen unzählige Bücher. Rosemary Linnet musste das Lesen wirklich sehr lieben. Morrison stand auf und ging zu einer der Vitrinen. Er öffnete sie und nahm ein Buch heraus. Es war eine Biografie von Chopin, antiquarisch und etwas vergilbt.

Der Geruch daran verwirrte Morrison – das Buch roch genau so wie die Kärtchen, die Rosemary Linnet von dem Unbekannten erhalten hatte! Er schaute sich weiter um, öffnete eine Schublade und fand darin eine Handvoll Partituren, die ebenfalls diesen eigenartigen Geruch an sich hatten. Mit fiebrigem Eifer sah er die Blätter durch und entdeckte schließlich auf einer Seite einen verwischten Stempel: „Henry Lambert Antiquariat, 27 Ormond Street" Beinahe hätte er in seiner impulsiven Art die Partituren einfach zu Boden fallen lassen, doch aus Respekt für diese einzigartige Frau räumte er sie so ordentlich wie möglich wieder zurück in die Schublade. Die Ormond Street war jetzt sein Ziel. Er hatte eigentlich vorgehabt, Rosemary Linnets Weg zur Arbeit abzugehen, doch das hatte sich nun zerschlagen und er brauchte ein Taxi, da ein Dienstwagen nicht zur Verfügung stand. Die Fahrt erschien ihm endlos und er dachte angestrengt über den Mann nach, den er dort vorfinden würde. Er sollte nicht mehr lange warten müssen.

Morrison bat den Taxifahrer, zwei Hauseingänge vor Henry Lamberts Antiquariat anzuhalten und stieg aus. Er ging langsam auf das Haus zu, betrachtete das Schaufenster ganz genau. Obwohl mitten im Spätherbst, war es mit weißem Chiffonstoff, Engelsflügeln und weißen Sternen dekoriert, durchbrochen von schwarzen Noten, Noten-schlüsseln und schwarzem Flitter.

Dazwischen lagen Bücher aller Art, Partituren und eine silberne Flöte – die ganze Kombination erschien Morrison sehr eigenartig. Er nahm seinen Hut ab und ging in das Geschäft, welches nur spärlich erleuchtet war.

Zuerst schien niemand da zu sein. Eine Wanduhr tickte monoton und von einem alten Grammophon klang Klaviermusik. Trotz der harmonischen Melodie wirkte die Atmosphäre irgendwie beklemmend. Plötzlich klang eine süßliche, schmeichelnde Stimme durch den Raum und ein mittelgroßer Mann mit gelverklebtem Scheitel trat hinter einem Regal hervor. „Womit kann ich Ihnen dienen, werter Herr?", säuselte er freundlich und beobachtete Morrison dabei sehr genau. Dieser schaute sich um und zuckte mit den Schultern. Das schien den anderen Herrn sehr nervös zu machen. Morrison sah ihm in die Augen. Diese wiesen einen feinen, gelb verschmierten Lidrand auf und die Augenbrauen verschwanden, so wie Morrison es erwartet hatte, nach den Seiten.
Eine Warze versteckte sich im linken Mundwinkel seines fettigen Gesichtes, doch sie war nicht zu übersehen. Irgendetwas verbarg dieser Kerl, das merkte man gleich. Morrison holte Luft und ging einen Schritt auf ihn zu: „Ich suche Partituren, aber für die Geige. Maria Frances Parke, wenn Sie hätten?"

Henry Lambert kratzte sich am Kopf und verzog das Gesicht, als würde ihm jemand einen Nagel in den Kopf schlagen. Eigentlich war er ja auf Klavier spezialisiert. „Da muss ich im Keller nachsehen!", nuschelte er und schlurfte davon. Morrison schlich ihm unbemerkt hinterher. Lambert öffnete eine Klappe im hölzernen Fußboden und stieg hinab in einen dürftig erhellten Gang. Überall lagen Kartons voller Bücher und Papiere, in fast jedem Winkel fand sich eine Schale mit Bonbons. Lambert blieb stehen, um in einer Kiste nach dem gewünschten Material zu suchen. Morrison schlich an ihm vorbei und erkundete die weiteren Räume des Gewölbes. Das war kein gewöhnlicher Keller, das musste ein Relikt aus einer uralten Zeit sein. Plötzlich stand Morrison in einem großen, weiß getünchten Raum voller Kerzen. Durch ein ausgeklügeltes System drang frische Luft von außen herein. Ein dunkelroter Teppich lag auf dem Boden und führte wie eine Prachtstraße zu einem vergoldeten Podest, auf dem ein weißer Barockthron mit goldener Umrandung stand. Und dort saß – in eine weiße Robe gehüllt, geknebelt und mit perlenverzierten Handschellen gefesselt – Rosemary Linnet! Sie war blass, ihre Augen tränten und ihre Nase war ein wenig rot. Schrecken und Angst standen ihr ins Gesicht geschrieben. Morrison hob den linken Zeigefinger an die Lippen und beruhigte sie.

Er ging zu ihr und löste den Knebel, die Handschellen jedoch konnte er nicht öffnen. Rosemary weinte, doch sie blieb still. Ihr war unendlich kalt, daher legte Morrison ihr seine Jacke über die Schultern. Da hörte er Lamberts schlurfende Schritte näher und näher kommen. Er hatte etwas bemerkt! Rosemary Linnet begann zu zittern, doch Morrison blieb ganz ruhig, auch als Lambert ihm plötzlich mit einem Schwert in der rechten und einer Pistole in der linken Hand gegenüberstand. Er drehte sich zu Lambert und lächelte so milde er konnte: „Ich bewundere Sie zutiefst! Wie haben sie das bisher nur ausgehalten, die ganze Verantwortung allein zu tragen?"Rosemary Linnet riss verwundert die Augen auf und Lambert ließ irritiert das Schwert sinken. „Woher wissen Sie davon?", seufzte er und schien beinahe erleichtert, sich endlich jemandem anvertrauen zu können. Doch gleich flammten Gewalt und Misstrauen in seinen Augen auf: „Haben die Sie geschickt? Sie werden es nicht verhindern, es wird geschehen!" Mit diesen Worten stürzte er sich Morrison entgegen, doch dieser stellte ihm nur ein Bein und ließ ihn der Länge nach auf den Boden fallen, bevor er ihm Schwert und Pistole abnahm. Nun fing Lambert an zu wimmern wie ein Kind: „Es ist so schwer, es ist so eine Bürde! Ich trage Gott in meinem Bauch und er will den Messias zeugen mit dieser Frau! Sie ist so rein und wunderschön, sie soll uns alle retten! Und ich muss doch Gott zu ihr bringen. Er hat mich gezwungen, das zu tun!"

Das also war des Rätsels Lösung – Henry Lambert war besessen von der Idee, Gott lebe in seinem Bauch! Und er hatte zu Lambert gesprochen, ihm befohlen, Rosemary Linnet in ihrer Reinheit zu bewahren bis zu dem Tag, da er beschließen würde, in seiner Gestalt über sie zu kommen. Er hatte das nicht gewollt, er wollte sich dagegen wehren, hatte sogar Knoblauch gegessen, gegen den er eine starke Abneigung hatte, in der Hoffnung, diese Stimme aus seinem Kopf zu treiben und dieses Wesen aus seinem Bauch. Welcher Gott würde das denn zulassen, dass so etwas mit einem armen, unschuldigen Mann geschieht? Henry Lambert war offensichtlich das Opfer seiner kranken Psyche geworden. Und wieder hatte niemand etwas bemerkt. Nicht seine Mutter, bei der er zur Untermiete wohnte, nicht der Pfarrer der Kirchengemeinde, die er regelmäßig besuchte und auch nicht der Arzt, den er wegen seiner Rückenschmerzen und seines Asthmas regelmäßig aufgesucht hatte. Es täte ihm leid, schluchzte er und verschluckte den halben Satz in Tränen.

Morrison hatte zwischenzeitlich die Schlüssel für die perlenbesetzten Handschellen aus Lamberts Jackett gefingert und Rosemary Linnet befreit. Nun trug er seine eigenen Handschellen und kaute an seinen brüchigen Fingernägeln. Morrison versuchte in der Zwischenzeit, Rosemary Linnet zu beruhigen.

Ihm gefiel es durchaus, ihr strahlender Retter zu sein, doch sie fiel ihm leider nicht in die Arme. Morrison nahm ihre eiskalten Hände in die seinen und wärmte sie, so gut er konnte. Doch das Herz von Rosemary erreichte er nicht. Er hatte ein starkes Verlangen zu rauchen, aber in Gegenwart dieser zarten Dame ließ er es sein. Während sie auf die herbeigerufene Verstärkung warteten, erzählte Rosemary, dass sie regelmäßig Noten bei Lambert gekauft hatte, schon seit einigen Jahren. Sie hatte ihre Leidenschaft für das Klavierspiel trotz ihrer Arbeit als Raumdesignerin niemals aufgegeben. Lambert war immer freundlich und zuvorkommend gewesen. Von seiner stillen Leidenschaft für sie hatte sie keine Ahnung gehabt. Die weißen Rosen und die kleinen Notizen hatten ihr durchaus geschmeichelt, doch ihrer Meinung nach hatte sie diese Aufmerksamkeit gar nicht verdient. Sie war ihr sogar unangenehm, daher hatte sie die Blumen auch immer gleich weggeworfen. Am Tag ihres Verschwindens hatte Lambert plötzlich vor ihrem Büro auf dem Treppenabsatz gestanden, sie zu Fall gebracht und in sein Auto gezerrt. Sie hatte nicht einmal schreien können. Sie hätte niemals gedacht, dass dieser freundliche Mann zu so einer Tat fähig wäre, in seiner Schmächtigkeit solche Kräfte entwickeln könnte…

Endlich traf die Verstärkung ein und Henry Lambert wurde abgeführt. Polizei und Spurensicherung untersuchten den Keller, aus dem Morrison Rosemary nun auf Händen trug, denn sie hatte sich bei ihrer Entführung am Knöchel verletzt.
Man fuhr sie zur Behandlung in ein nahe gelegenes Krankenhaus und Morrison ging durch den einsetzenden Regen zurück zum Polizeirevier, wo er einen abschließenden Bericht verfassen musste. Lambert wurde zügig einer psychiatrischen Untersuchung zugeführt. Die Diagnose lautete paranoide Schizophrenie. Er ließ sich widerstandslos in die geschlossene Abteilung einweisen. Das einzige, worauf er bestand, war eine eigene Toilette und eine Möglichkeit, sich von anderen ungesehen zu waschen. Er hasste es, beobachtet zu werden.

Mutterliebe

Der Tote auf der Parkbank war höchstens Mitte
dreißig, sah etwas verlebt aus und trug teure
Kleidung. Was hatte er mitten in der Nacht hier zu
tun gehabt? Den Todeszeitpunkt hatte Arthur Hinley
ja akribisch genau bestimmt, daran konnte niemand
zweifeln. Die Todesursache würde man natürlich erst
bei einer Obduktion konkret feststellen können, doch
die Färbung des Gesichts und die Einblutungen in
den Augen ließen mit ziemlicher Sicherheit auf einen
Tod durch Ersticken schließen. Inspector Samuel
Morrison war niemand, der sich auf Spekulationen
verließ, er beobachtete genau und ihm fielen auch die
kleinsten Details sofort ins Auge. Er beäugte den
Toten im fahlen Schein der Morgensonne und rief
den Rechtsmediziner zurück: „Hinley, sagen Sie mal,
was hat der Mann da eigentlich im Gesicht?"

Tatsächlich, auf dem Gesicht des Toten fanden sich
Krümel, honiggelbe Krümel mit einem süßlichen
Duft nach Vanille. Hinley grummelte: „Haben Sie
wieder was angefasst, Morrison oder haben sie
gerade Ihr Frühstück auf der Leiche verteilt?"
Morrison verdrehte die Augen. Sie konnten auch
nach einigen gemeinsamen Dienstjahren kaum eine
Freundlichkeit austauschen, obwohl sie sich sehr
schätzten.

„Hinley, was halten Sie denn davon, einfach ein paar dieser unbekannten Objekte in einen Probenbehälter zu verfrachten und ins Labor schicken?", schnaufte er und kratzte sich am Kopf. Auf dem Gesicht der Leiche fand sich so ein eigenartiger Glanz, als hätte man die ganze Haut mit einer Creme bedeckt. Erklären konnte Morrison das nicht. Er roch daran und fand, der Geruch würde ihn an Frauenparfum erinnern oder an eine Creme, wie sie seine eigene Mutter immer benutzt hatte. Es schauderte ihn etwas. Es dauerte einige Tage, bis die Polizei die Identität des Toten festgestellt hatte. Sein Name war Stanley Paterson, 36 Jahre alt und geheimnisumwitterter Kunsthändler. Zu Lebzeiten hatte er den Ruf gehabt, alles beschaffen zu können, was das Herz nur begehrte. Die einen schätzten ihn als begabten Kollegen, die anderen hielten ihn für einen Schmuggler und Fälscher. Egal was die Wahrheit gewesen war, er hatte gut davon gelebt. Nun war es an Morrison, der Mutter des Toten die Nachricht vom gewaltsamen Ableben ihres Sohnes zu überbringen.

Er fuhr zum Haus von Mrs. Paterson und hielt vor einem Garten voller Blumen, zwischen denen kleine, dralle Engelsfiguren standen. Der Apfelbaum war mit bunten Bändern geschmückt und auf dem Rasen lag Kinderspielzeug herum.

Die Tür wurde ihm geöffnet von einer Frau um die sechzig, rundlich, blond und mit großen, blauen Augen. Sie trug eine rosafarbene Schürze über einem etwas zu engen, geblümten Kleid mit weitem Ausschnitt, der durchaus gut gefüllt war. Sie bat Morrison herein und stieg auf die Zehenspitzen, um ihn zu umarmen. Er kam kaum zu Wort, denn sofort zog sie ihm den Mantel aus, schob ihn ins Wohnzimmer auf die Couch, setzte ein Tablett mit Kaffee, Kuchen und Keksen vor ihn und gesellte sich erst zu ihm, als sie die Schürze abgelegt hatte. Morrison war das Ganze sehr unangenehm, denn die Frau war so fröhlich und so voller Lebensfreude, dass er kaum einen Weg fand, ihr vom Tod ihres Sohnes zu berichten. Sie holte einig Fotos vom Kaminsims und zeigte sie dem Inspector: „Das ist meine Tochter Katie mit ihren beiden Kindern – sind sie nicht allerliebst? Und das hier ist mein Stanley, ein Prachtkerl, ganz ehrlich. Und er war so ein süßes Kind!" Ja, er war. Er war ein süßes Kind gewesen, er war ein Kunsthändler und er war tot. Seine Mutter schien das kaum zu begreifen. „Nein, mein Stanley ist nicht tot, der ist bestimmt nach Moskau gefahren, um neue Bilder zu kaufen, verstehen Sie?" Sie verstand kurze Zeit später und brach in helle Tränen aus, legte ihren Kopf auf die Schulter des Inspectors und schluchzte laut. Als sie den Kopf wieder hob, war Morrisons Schulter nass von ihren Tränen und es prangte ein deutlicher Fleck hellgelben, cremigen Nasensekrets darauf. Als Mrs. Paterson das sah, sprang sie auf, riss Morrison das Jackett herunter und verschwand, um das Malheur zu beseitigen. Kurz darauf kam sie wieder mit einem Teller voller Brote mit Butter, Schinken und Käse und einem weiteren Teller mit Kuchen, Keksen, Tortenstücken und Sahne. „Sonst wird Ihnen beim Warten noch langweilig!", sagte sie, warf ihm ein Küsschen zu und verschwand im Badezimmer.

Morrison sah sich um. Zwischen Porzellanelefanten und kleinen Püppchen standen unzählige Familienfotos. Auch das Foto eines jungen Mannes mit afrikanischen Wurzeln war darunter. Er nahm es in die Hand, um es sich näher anzusehen, als Mrs. Paterson wieder ins Wohnzimmer kam. Während sie ihm in das wieder gereinigte Jackett half, fragte er sie, ob dies auch eines ihrer Kinder wäre. Sie lachte laut und wurde ein wenig rot: „Nein, das ist Mathieu, er ist aus Ghana und wir sind jetzt ein halbes Jahr zusammen. Sie wissen schon – die Liebe, ja die Liebe ist eine Himmelsmacht!" Morrison war nun im Bilde. Dennoch war er sichtlich irritiert. Ihre Trauer war sehr tief und auch echt, doch ließ sie sich durch Kleinigkeiten schnell davon abbringen. Morrison musste sie mit aufs Revier nehmen, damit sie ihren Sohn identifizierte.

Sie machte sich bereit und steckte sich auch etwas Watte in die Ohren, denn sie bekam so leicht eine Mittelohrentzündung und auch Kopfschmerzen hatte sie oft, allerdings fast nur in geschlossenen Räumen.

Noch eine halbe Stunde länger und Morrison würde ihr ganzes Leben kennen. Auch die wandernde Arthritis, die Blasenschmerzen und ihre heißen Füße blieben ihm nicht erspart, nicht einmal mit Details über ihre viel zu kurze Menstruation und ihre Schlaflage auf dem Bauch verschonte sie ihn. Morrison war noch nie so glücklich gewesen, die Pathologie und Dr. Hinley zu sehen. Hinley nahm das Tuch vom Gesicht des Toten und Mrs. Paterson fing laut an zu schluchzen. Ihr fielen Kekskrümel aus den Mundwinkeln, so sehr zitterte ihr Kinn. Morrison gab ihr sein Taschentuch und sie machte freudig Gebrauch davon. Ja, der Tote war ihr Sohn und sie litt unendlich unter dem Verlust. Zitternd gab sie Morrison sein Taschentuch zurück und bat, dass man sie nach Hause fahren möge.

Morrison grübelte. Irgendetwas stimmte hier nicht. Er zog das Taschentuch vorsichtig aus seinem Jackett und platzierte es in einer Beweismitteltüte, die er alsdann zum Labor brachte. Er hatte eine Theorie, doch er brauchte Fakten.

In der Zwischenzeit hatte man auf dem Polizeirevier die halbe Museums- und Kunstliebhaberszene vorläufig zur Vernehmung inhaftiert. Jeder, der in den letzten Wochen ein Bild von Paterson erworben oder an ihn verkauft hatte, stand unter General-verdacht. Morrison schüttelte den Kopf und setzte sichan seinen Schreibtisch.

Vor ihm lag ein sehr dickes Buch, in dem er immer wieder nachblätterte. Ein Sergeant schaute um die Ecke und fragte: „Was machen Sie denn da, Chef? Wir sollten mit den Vernehmungen anfangen!" Morrison blickte auf „Das könnten Sie doch schon mal in Angriff nehmen. Ich repertorisiere in der Zwischenzeit unser Täterprofil!" Der Sergeant schüttelte seinen Kopf: „Sie tun was?" Morrison legte sein Buch zur Seite und sah ihn an „Wissen Sie, mein Vater war Apotheker, spezialisiert auf Homöopathie. Er hat mir viel beigebracht und ich sage Ihnen, man bekommt durch diese Kunst einen ganz anderen Blick auf die Menschen!" Der Sergeant gewann die Überzeugung, dass Inspector Morrison geistig nicht ganz gesund sei und beschloss, sich auf seinen eigenen Ermittlerinstinkt zu verlassen. Dieser führte ihn bald auf die Spur des Innenministers, der vor einiger Zeit gemeinsam mit Paterson in Russland gewesen war. Er kehrte zu Morrison zurück und erzählte ihm von seiner Intention, den Innenminister zu verhaften. Morrison stand auf und klopfte ihm auf die Schulter: „Das können Sie später gern tun, doch jetzt kommen Sie erst einmal mit ins Labor!"

Dort hatte Hinley in der Zwischenzeit die Krümel vom Gesicht des Toten mit denen aus Morrisons Taschentuch verglichen – jenem Taschentuch, das er Mrs. Paterson geliehen hatte.

Auch ein Abgleich zwischen den fettigen Hautpartikeln auf dem Gesicht des Toten und denen im Taschentuch war durchgeführt worden. Das Ergebnis war eindeutig: Das Material stammte von ein und derselben Person! Der Sergeant war erstaunt. Was war passiert? Nun, offensichtlich hatte Mrs. Paterson ihren eigenen Sohn mit ihrem wogenden Busen erstickt!

Sie fuhren zurück zum Haus von Mrs. Paterson, die schon mit einem schlechten Gewissen hinter der Tür wartete. Sie ging gebeugten Hauptes ins Wohnzimmer, ließ sich auf die Couch fallen und fing ohne weitere Fragen an, die Tat zu gestehen. Sie erzählte, dass ihr Sohn sie um Mitternacht in den Stadtpark bestellt hatte, um mit ihr zu reden. Geld hätte er gebraucht und er hätte so schlimme Dinge erzählt von Kunstraub und Erpressung, von Fälschungen und Gewalt. Das hatte sie nicht anhören können und hatte ihn fest in die Arme genommen, bis er nicht mehr sprechen konnte. Er war doch ihr kleiner Stanley und er durfte sich doch nicht solche furchtbaren Sachen ausdenken! Als sie ihn wieder losgelassen hatte, war er bereits tot - sie hatte ihn doch nur beschützen wollen.

Genosse Madasacow

Als Morrison in sein Büro kam, saßen da zwei finstere Männer in Maßanzügen. Sie rauchten Zigarillos und wirkten wie Mafiosi in einem billigen Film. Sie hatten es sich bequem gemacht und das gefiel ihm gar nicht. Die Männer sahen sehr wichtig aus und schienen sich auch wichtig zu nehmen. Einer stand auf und musterte ihn von oben bis unten: „Inspector Morrison, nehme ich an? Mein Name ist Plunkett. Oder auch nicht. Das ist auch nicht wichtig für Sie! Der da drüben heißt Miller. Oder eben auch nicht. Wir sind vom MI5 und müssen mit Ihnen reden!"

Oh, der große Bruder! Was zum Teufel wollte der Geheimdienst von ihm? Morrison zog eine Augenbraue hoch und setzte sich auf die Schreibtischkante. „Na dann erzählen Sie mal!", schnaubte er und zündete sich eine Zigarette an. Und Plunkett begann, zu erzählen. Der Geheimdienst vermutete eine russisch geführte Terrorzelle in Nordengland, irgendwo im Raum Durham. Es ging um Bomben, gezielte Schüsse und Feuer.

Die Handschrift wirkte zwar im ersten Augenblick nordirisch, doch immer wieder tauchte der Name Madasacow auf. Und das klang ja wohl russisch, oder?

Morrison ließ die beiden reden. Er würde sich sein eigenes Urteil bilden, die Fakten auf seine Art und Weise betrachten. Nur warum saßen diese beiden Männer hier und erzählten ihm das alles? Er war Polizist, kein Geheimdienstler!

Nun, der Geheimdienst hatte von Morrisons außergewöhnlichen Fähigkeiten bei der Erstellung von Täterprofilen gehört und wollte ihn nun temporär verpflichten, um die Terrorserie von Durham endlich erfolgreich aufzuklären. Morrison war nicht abgeneigt, doch es sollte nach seinen Regeln gehen – freie Hand, keine Vorschriften. Miller schüttelte den Kopf und stand auf: „Freie Hand gibt es in diesem Land für niemanden, nicht einmal für den Premierminister! Morrison, Sie haben für diesen Einsatz die Befugnisse eines Mitarbeiters des MI-5 und Zugang zu allen relevanten Informationsquellen. Genügt Ihnen das oder soll es noch ein Dinner mit der Queen sein?"
Nein, das lehnte Morrison mit einem stummen, vorwurfsvollen Blick ab. Diese Lady passte einfach nicht in sein Beuteschema und Unterwürfigkeit war kein Charakterzug, den man bei ihm finden konnte. Die beiden Agenten brachten Morrison in einer dunklen Limousine nach Durham, erzählten unterwegs ausführliche Details.
Alles hatte vor einem Jahr angefangen, ohne Vorwarnungen oder vorherige Hinweise, die dem Geheimdienst hätten vorliegen können.

Zuerst hatte es den Amtstierarzt des Distrikts erwischt – Schrotflinte direkt von vorn! Es gab kein erkennbares Motiv, keine Spuren, nichts. Nur einen Zettel am Tatort, auf dem ein Name stand: Madasacow! Wenig später hatte es eine Explosion in einer Polizeiwache gegeben, Waffen und Munition waren gestohlen worden, drei Polizisten blieben verletzt zurück. Und wieder ein Zettel mit einem Namen: Madasacow! Danach war eine Weile nichts geschehen, doch dann kam es zu einem Einbruch in einem großen Lebensmittelmarkt, bei dem die gesamte Verkaufsfläche mit Gülle verseucht wurde. An der Wand im Eingangsbereich war wieder dieser Name zu lesen: Madasacow – wie sollte man da nicht von einer Terrorgruppe ausgehen? Nur all das schien in keinem Zusammenhang zu stehen, es ergab einfach keinen Sinn. Die Taten waren offensichtlich spontan und ohne große Planung durchgeführt worden, die Täter hatten keinen erkennbaren Nutzen davon. Es gab keine Bekennerschreiben, keine Geldforderungen, keine politischen Proklamationen, die mit den Taten in Verbindung gebracht werden konnten. Wie sollte man hier nun am Besten vorgehen?

Morrison hörte zu, sah aus dem Fenster und lachte. „Was gibt es da zu lachen?", fragte Miller irritiert. Morrison drehte sich zu ihm und grinste: „Ich glaube, sie machen aus einem einzigen, verzweifelten Mann eine ganze Terrorgruppe!"

Das konnte Miller nicht auf sich sitzen lassen. Er rückte seinen Hut zurecht und holte tief Luft: „Ich war im Irak, in Nordirland und im Baskenland, ich kenne mich mit Terroristen bestens aus!"

„Gut, dann lassen Sie mich bitte am Bahnhof aussteigen!", sagte Morrison und tat, als würde er seine Sachen zusammensuchen. Da zischte Plunkett seinen Kollegen an: „Sei doch nicht so arrogant, wir brauchen Morrison!" Letzterer genoss das unkoordinierte Verhalten der Geheimdienstleute und lehnte sich genüsslich zurück. Man fuhr ihn zu einem Hotel, wo bereits ein Zimmer für ihn reserviert war. Ein Schreibtisch stand darin, es gab einen Laptop und einen bequemen Bürostuhl. Auch ein Lesegerät für Mikrofilme und ein Telefon mit Codierein- richtung und Fangschaltung standen zur Verfügung. Alles war bereit für den Auftritt des Inspector Samuel Morrison. Selbst an nicht zu stark gekühlten Single Malt Whisky von der Insel Tobermory hatte der Geheimdienst gedacht. Gut, so würde man die Arbeit aushalten, dachte Morrison.

Miller und Plunkett waren kaum gegangen , da hörte man eine gewaltige Explosion. Beinahe wäre die Whiskyflasche auf dem Schreibtisch umgefallen, doch Morrison rettete das kostbare Objekt durch einen kühnen Sprung. Bis vor das Hotelfenster konnte man den Staub sehen, der durch die Detonation aufgewirbelt worden war.

Morrison eilte die Treppe hinunter und stürzte aus dem Hotel. Er spürte ein elektrisierendes Kribbeln in seinen Venen – dieses Ereignis gehörte zu seinem Fall! Er verlor keine Zeit. Das Ziel des Anschlages war deutlich an den heftigen Zerstörungen zu erkennen. Das aus Messing gefertigte Firmenschild, welches vorher neben der Haustür gehangen hatte, stak nun fest in der Außenwand des Hotels. „Halfort und Söhne, Rechtsanwälte und Strafverteidiger" stand darauf. Jemand hatte also etwas gegen Rechtsanwälte, Polizisten, Tierärzte und Supermärkte. Wie erwartet fand sich auch hier ein Stück Papier mit dem Wort Madasacow Es lag leicht zerknittert und von Asche bedeckt inmitten der Trümmer.

Diesmal hatte es Tote gegeben. Neben Archibald Halfort, dem Seniorpartner der Kanzlei, waren auch eine Sekretärin und ein Mandant umgekommen. Was hatten sie getan, dass Madasacow sie so hasste? Welche Schuld hatten sie auf sich geladen oder wie um alles in der Welt hatten sie so ein Ende verdient? Morrison schaute sich um zwischen Scherben, verstreuten Akten und chaotischen Rückständen einer grauenhaften Tat. Er wusste, er musste all diese Fakten mit den vorangegangenen Vorkommnissen in Verbindung bringen, Gemeinsamkeiten suchen und ein Motiv herausarbeiten, doch es fiel ihm schwer. Nichts schien einen roten Faden zu ergeben, er hatte nichts in der Hand als ein Wort – Madasacow.

Auch Arthur Hinleys Hilfe stand ihm hier nicht zur Verfügung. Er musste mit dem vorlieb nehmen, was die Pathologen des MI5 ihm an Informationen zukommen lassen würden. Das stimmte ihn nicht glücklich. Er konnte Hinley nicht leiden, doch er konnte sich immer auf ihn verlassen. Wer hätte gedacht, dass er ausgerechnet Hinley einmal vermissen würde…

Für den Augenblick konnte er hier nichts mehr tun. Die einzige Überlegung, die nun blieb war, ob er in seinem Hotelzimmer das Rendezvous mit der Flasche Single Malt fortsetzen oder den Rest des Tages im Pub verbringen sollte, wo es gegebenenfalls noch etwas Anständiges zum Essen gab. Seine Wahl fiel auf den Pub. Er schaute sich noch einmal am Tatort um, ließ jedes Detail noch einmal auf sich wirken und überließ das Trümmerfeld dann der Polizei und den Spurenexperten vom MI5. Die Ergebnisse würde er später so oder so erfahren. Nun kamen auch noch Miller und Plunkett angestürzt. Sie hatten über Funk von dem Vorfall erfahren, doch Morrison winkte nur ab. „Warten wir die Obduktion ab und den Bericht der Spurensicherung!", rief er im Gehen und ließ die beiden einfach stehen.

Der Pub war bereits gut gefüllt, doch am Tresen fand sich noch ein Platz für Morrison. Er bestellte sich gegrilltes Rind mit Pilzen und Biersoße sowie ein Pint des passenden Bieres.

Lokale Küche, deftig und bodenständig, das gefiel ihm gut. Er hasste diese sterile Minimalküche mit Salat und Balsamico, die keinen anderen Anspruch hegte als den, überall auf der Welt gleich zu schmecken. Aus einer Ecke am anderen Ende des Raumes tönte engagiertes Gerede. Er verstand nur Fetzen. Es ging um Ränkespiele und Kapitalismus, um Verrat und Widerstand – bierselige Parolen enttäuschter Arbeiter und Mittelständler. Plötzlich stand einer von ihnen auf, erhob sein Glas mit zitternder Hand und rief laut „Auf den Tod der gierigen Spinnen, die uns alle in ihren Netzen halten! Sie sollen brennen für jeden Penny, den sie dem Volk gestohlen haben!" Dann begann er zu singen „Auf welcher Seite stehst du" und die anderen stimmten ein. In der Stimme des Mannes lag Leidenschaft. Er begeisterte die anderen, riss sie förmlich mit. Sein blasses Gesicht war markant. Es wurde dominiert von unbezähmbaren, buschigen Augenbrauen und einer Vielzahl von tiefen Narben. Er musste als junger Mann sehr stark unter Akne gelitten haben. Nun war er ungefähr fünfundvierzig Jahre alt und seine gedrungene Gestalt war eher unauffällig. Doch in ihm brannte ein Feuer, das Morrison faszinierte. Er musste mit diesem Mann sprechen. Wenn er mit seiner Vermutung richtig lag, würde er ihm mit gesalzenen Butterbroten und kaltem Bier eine große Freude machen. So bestellte er beides beim Wirt und ging hinüber zu dem Tisch, an dem der rebellische Sänger soeben seinen musikalischen Vortrag beendet hatte.

Morrison stellte Bier und Brote vor ihm hin und setzte sich ungefragt mit an den Tisch. „Vielen Dank für dieses Lied!", sagte er, „Ich habe es seit meiner Studentenzeit nicht mehr gehört. Es hat mich an meine Jugend erinnert!" Er setzte ein nostalgisches Lächeln auf und schien in die Ferne zu starren. Der Sänger fühlte sich geschmeichelt und verunsichert, setzte sich wieder hin. Er klopfte Morrison auf die Schulter und lachte „Wir waren alle mal jünger. Da hätten wir was bewegen sollen. Das waren die Tage der Revolution, jetzt ist es fast zu spät!"

Morrison fiel auf, dass er sehr langsam sprach, fast wie ein Stotterer, der seinen Makel verbergen will. Sein Atem stank nach Fäulnis und Metall, doch das tat seinem Charisma keinen Abbruch. Auch nicht die eitrigen Hautgeschwüre auf seinen Händen oder sein verschwitztes Hemd. Der Fremde hatte eine stille Ausstrahlung, der man sich nicht entziehen konnte.

„Es gibt keine Arbeiterbewegung mehr!", seufzte Morrison, „Wir haben eine große Chance vertan. Heute zählt nur noch Technik. Der Mensch ist ersetzt worden und das Kapital braucht nur sich selbst und eine Horde abgerichteter Konsumenten!"

Der Fremde reichte ihm die Hand: „Sullivan, Adrian Sullivan! Du kannst mich Ade nennen, wie alle Kameraden hier!" Morrison schlug ein und grinste. „Ich bin Sam", stellte er sich vor, „Sam Morrisey!"

„Ah, alter irischer Bergarbeiteradel, willkommen in unserem Kreis!", tönte Sullivan und alle entspannten sich.

Bei Bier und Whisky entstand alsbald eine sehr lebhafte Diskussion um die Entwicklung im ländlichen Nordengland. Immer mehr Bauern mussten ihre Höfe aufgeben, gingen Pleite und wurden gezwungen, in die Stadt zu ziehen. Zwangsversteigerungen gehörten mittlerweile zur Tagesordnung und es hatte wohl auch schon einige Selbstmorde gegeben. Während sich alle in Rage redeten, blieb Morrison ruhig und beobachtete jeden Gesprächsteilnehmer sehr genau. Die meisten schienen eher harmlose, wenn auch enttäuschte Staatsbürger zu sein. Doch Sullivan war anders. In ihm spielte sich eine Tragödie ab, er verbarg einen großen Schmerz. Je erregter er wurde, desto röter wurde sein Gesicht und deutlich sichtbar traten Adern an seinem Hals hervor. Sullivan stand förmlich kurz davor, zu explodieren. Da fiel Morrison etwas Ungewöhnliches auf: Unter den Fingernägeln von Sullivan fand sich eine hellblaue, krümelige Masse, die dort festzukleben schien. Auch auf den Fingerspitzen fanden sich winzige Krümel davon und – Morrison konnte es kaum fassen – ein wenig von dieser geheimnisvollen Substanz klebte auch an Sullivans Bierglas! Er musste es in seinen Besitz bringen. Augenscheinlich deutlich betrunken, stieß er Sullivans Bierglas um, entschuldigte sich gestenreich und ging dann zum Tresen, um ihm ein neues Bier zu holen. Dabei ließ er das benutzte Glas diskret in seine Tasche gleiten. Morrison hatte genug gesehen. Er gab vor, müde und betrunken zu sein und bedankte sich für die angenehme Runde. Er umarmte Sullivan brüderlich und bat ihn, ihm seine Telefonnummer zu geben, damit man die Konversation bei Gelegenheit fortsetzen könnte. „Telefon? Hab ich nicht!", dröhnte Sullivan, „Hab die Rechnungen nicht bezahlen können. Wenn du mich suchst, ich wohne oben auf der Hawthorn Farm, Familienbesitz seit über dreihundert Jahren!"

Morrison schwankte theatralisch zur Tür hinaus. Er ging ein paar Straßen weiter und rief sofort Miller an: „Ich habe einen Verdächtigen. Sein Name ist Adrian Sullivan, wohnhaft auf der Hawthorn Farm. Ich brauche dringend jemanden vom Labor, der eine Substanz für mich überprüft!"
Miller schickte augenblicklich einen Wagen, um Morrison abzuholen und in eine sichere Treffwohnung zu bringen. Der wusste längst, um was es sich bei der blauen Masse handelte, doch er brauchte Beweise. Neben Miller und Plunkett traf er in der Wohnung noch einen schmächtigen Jüngling an, der ihn irgendwie an Hinley erinnerte. Dieser hatte ein mobiles Labor mitgebracht und baute nun eifrig allerlei Apparaturen auf. Morrison reichte ihm das Glas: „Plastiksprengstoff, vermute ich. Dürfte aus Beständen der Army oder der Polizei sein."
Der blasse Jüngling verzog das Gesicht und meinte, Morrison sollte sich als Londoner Dorfpolizist zurückhalten mit irgendwelchen Vermutungen.
Hatte Hinley vielleicht einen Sohn? Diesen Gedanken wollte Morrison möglichst schnell verdrängen.

Es dauerte nicht lange, bis sich herausstellte, dass er recht gehabt hatte. Und mehr noch – es war der gleiche Sprengstoff, der bei dem Anschlag auf die Anwaltskanzlei verwendet worden war!

Nun kam Plunkett in Fahrt: „Dann ist Sullivan Madasacow! Er benutzt also einen Codenamen, daher muss er für einen Dienst arbeiten, aber für wen? Für die Russen bestimmt, soviel ist sicher!"

Morrison schüttelte den Kopf: „Haben Sie über Sullivan irgendwelche Unterlagen?"

Miller sprang auf. „Wenn es gar keinen Sullivan gibt, sondern Sullivan Madasacow ist, dann kann es auch keine Unterlagen geben! Da sind nur irgendwelche fadenscheinigen Grundstückssachen und eine Haltungsgenehmigung für Kühe…"

„Kühe, das ist es!", rief Morrison und sprang auf. Er ließ sich die Schlüssel für den Wagen geben, der ihn zur Treffwohnung gebracht hatte und fuhr so schnell er konnte zur Hawthorn Farm. Und dort fand er, was er vermutete – keine Kühe! Es gab einen Stall, eine Weide, Melkanlagen, doch es gab keine Kühe. Und es gab tatsächlich keinen Sullivan, jedenfalls war der gerade nicht im Haus. Morrison sah sich um. Auf dem großen Küchentisch lagen unzählige Papiere. Er setzte sich und versuchte, etwas chronologische Ordnung in das Geschehen zu bringen. Die ältesten Schreiben waren die einer gewissen Cora Hesketh, die wohl die Farm nebenan gekauft hatte, um dort eine Beauty- und Wellnessoase zu schaffen.

Sie hatte sich mehrfach bei Sullivan über dessen stinkende Kühe beschwert und über die Fliegen, die sie seinetwegen auf ihrem Grundstück ertragen musste. Dann folgten Schreiben einer Rechtsanwaltskanzlei , die Sullivan mit Klage drohte, sofern er seine Kühe nicht binnen eines Monats abschaffte. Die Klage war erfolglos verlaufen, doch dann geschah etwas Unvorhersehbares: Auf Sullivans Farm brach BSE aus – der Rinderwahnsinn! Nach einem kurzen Besuch durch den Amtstierarzt hatte die Veterinärbehörde sehr schnell veranlasst, dass Sullivans gesamter Rinderbestand zu vernichten wäre. Die Existenz eines Mannes war durch eine einzige Unterschrift für immer zerstört. Als er sich weigerte, seine Tiere aufzugeben, bediente man sich der Hilfe der örtlichen Polizei, um die Beschlagnahme durchzuführen. Sullivan war gebrochen. Er, der bisher ganz ruhig und unauffällig sein Leben auf dem Hof verbracht hatte, wurde nun selbst verrückt wie eine Kuh – mad as a cow!

Alle hatten für diese Ungerechtigkeit bezahlen müssen: Der Amtstierarzt, die Polizisten, die Anwälte der Kanzlei. Der Anschlag auf den Supermarkt ergab bisher noch keinen Sinn, doch auch das würde sich klären. Alle, die Sullivans Untergang betrieben hatten, waren geschädigt oder vernichtet worden. Alle bis auf Cora Hesketh! Morrison verlor keine Zeit. Er stürzte sich in das Auto und fuhr in halsbrecherischem Tempo zur Nachbarfarm. Als er ankam, schien alles in Ordnung zu sein. Er atmete erleichtert auf und klingelte an der Tür. Ihm öffnete eine schlanke, attraktive Frau. Sie war vielleicht Mitte dreißig, rauchte eine Zigarette und beobachtete jede Bewegung von Morrison sehr genau. Ihr schien sehr kalt zu sein, denn das Haus war so stark geheizt, dass die Wärme Morrison förmlich entgegenschlug. Cora Hesketh zuckte und schien unter Kopfschmerzen zu leiden. Sie bat Morrison herein und schien sehr nervös. „Es stört Sie hoffentlich nicht, wenn ich rauche?", raunte sie und bot ihm einen Platz an. Sie selbst setzte sich auf einen Stuhl mitten im Raum und schien alles um sich herum im Blick behalten zu müssen. Sie warf den Kopf in den Nacken und lächelte: „Vielleicht denken Sie ja, ich spinne, aber rauchen entspannt mich total!" Morrison hatte nichts anderes erwartet. Sie war wie eine Spinnenfrau, die alle Fäden in der Hand behalten musste. Und sie war eiskalt. Auf Sullivan angesprochen, lachte sie laut. Sullivan war für sie ein kleines Würstchen, ein niemand, dessen Anwesenheit sie aber als störend für ihre Pläne empfunden hatte. Sie wollte einen exklusiven Urlaubsort für wohlhabende Kundinnen schaffen, doch ohne den profanen Gestank von Kühen, das laute Rattern von Traktoren oder die Unzahl von Fliegen, die von den Kühen angelockt wurden. Sie selbst war sehr geräuschempfindlich, zuckte oft zusammen und empfand zu viele Reize als Qual. Ihren Kundinnen würde es ebenso gehen, Sullivan aber hatte das nicht interessiert.

Sie hatte ihm angeboten, sein Grundstück zu kaufen, doch er hatte abgelehnt. Cora wollte dort in Kooperation mit einer Supermarktkette ein großes Geschäft für hochwertige, allergenfreie und gut verträgliche Lebensmittel aus ökologischer Produktion aufbauen. „Ich weiß, Sie können mich niemals verstehen.", seufzte sie, „Doch jemand, der so wie ich auf jedes Essen empfindlich reagiert, nur kleine Häppchen zu sich nehmen kann und dann stundenlang unter Übelkeit leidet, der muss irgendwann einen gut durchdachten Plan entwickeln. Und mein Plan war perfekt!"
Wie perfekt ihr Plan gewesen war, verstand Morrison mittlerweile. Auch Sullivans Gülleanschlag auf den Supermarkt war nun erklärlich. Nur eines verstand er noch nicht – wie konnten Sullivans Kühe als einzige in der ganzen Gegend an BSE erkranken?

Cora Hesketh hatte Morrison in der Zwischenzeit einen Drink angeboten - Whisky mit viel Eis. Und mit jeder Minute schien sie sich sicherer zu fühlen: „Sie wollen wissen, wie ich das mit den Kühen geschafft habe? Nun, ich werde es Ihnen erzählen, denn sie werden es niemandem mehr erzählen können. Ihr Drink war vergiftet!" Morrison blieb ganz ruhig und ließ sie erzählen. Sie lief im Zimmer hin und her wie eine Spinne in ihrem Netz und triumphierte. Doch Morrison spürte ihre Melancholie. Harte Schale und weicher, fast flüssiger Kern, dachte er und hatte recht.

„Bittersüß ist das Leben, Sir!", lachte sie, „Bittersüß wie der Nachtschatten, den ich seinen Kühen verabreicht habe. Nie eine tödliche Dosis, nur immer genug, dass sie anfingen zu torkeln, den Kopf zu verdrehen und unter Koliken zu leiden. Schmerzen hatten sie keine, das ist sicher. Nur ihre Muskulatur wurde ein wenig lahm, aber das war ja Absicht!" Morrison kochte vor Zorn, als er Cora Hesketh so eiskalt reden hörte. Sie hatte den Amtstierarzt bestochen, dieser hatte Proben gefälscht. Das Veterinäramt hatte den Vorgang nie überprüft und die Vernichtung der Herde ohne eigene Inaugenscheinnahme bestätigt. Sie hatte erreicht, was sie wollte – alle zappelten in ihrem Netz.

Doch nun wurde sie panisch – Morrison war noch immer am Leben und zeigte keine Anzeichen einer Vergiftung! Wie konnte das möglich sein? Sie hatte die Eiswürfel in seinem Drink mit einem Gift versetzt, das ihn hätte innerhalb von Minuten töten müssen! Sie hielt schließlich für alle Fälle immer ein paar Überraschungen bereit. Morrison aber deutete auf einen nassen Fleck an seinem linken Ärmel – dort hatte er den Whisky hineingeschüttet, ohne dass es Cora aufgefallen war. Sie schrie vor Wut, doch sie konnte es nicht ändern. „Sie müssen sterben!", schrie sie immer wieder.

„Wir werden jetzt alle sterben!", sprach plötzlich eine Männerstimme. Sullivan stand an der Küchentür. Er hatte alles mit angehört. Er zündete ein Streichholz an und warf es zu Boden.

Es gab einen unbarmherzigen Knall und das Haus von Cora Hesketh lag in Trümmern. Sullivan hatte Butan ausströmen lassen, das sich am Boden gesammelt hatte. Die Flamme des Streichholzes hatte es gezündet. Sullivan selbst war auf der Stelle tot, Cora Hesketh lag keuchend am Boden.
Ihre Rippen waren gebrochen und die Zahl ihrer Verletzungen ließ Morrison ahnen, dass sie nicht überleben würde. „Endlich ist mir warm, Fremder!", seufzte sie, griff nach Morrisons Hand und starb.

Sie tat ihm leid, aus tiefster Seele, denn sie war wunderschön, auch noch im Tod. Sie hatte ihn tatsächlich umgarnt. Auch Sullivan tat ihm leid. Er war einfach ein Stein auf einem Schachbrett gewesen, eine Figur, die Cora schlagen musste, um ihre Ziele zu erreichen. Sie hatte es nicht einmal persönlich gemeint.

Polizei und MI5 kamen sehr schnell. Sie waren dem Peilsender in Morrisons Wagen gefolgt. Keiner vermutete, dass der Inspector noch am Leben war. Doch abgesehen von einem Knalltrauma, ein paar Verbrennungen und einem zerfetzten Jackett war er heil davongekommen.

Er hatte sich hinter einen Sessel fallen lassen, als er das Streichholz in Sullivans Hand sah.

Es hatte nie eine Terrorgruppe gegeben, nie einen Geheimdienst, der die Provinz von Durham zu seinem Einsatzgebiet erklärt hatte. Es gab einen einzelnen, verletzten Mann, dessen Existenz ruiniert worden war durch die Spiele einer Frau. Und niemand hatte etwas bemerkt. Morrison wollte nichts mehr hören, kein Lob und auch keine Erklärung. Er würde seinen Bericht von London aus verfassen und hoffte, nie wieder von diesem Fall zu hören.

Ave Maria

Im Morgengrauen hatte man im Hyde Park die Leiche einer jungen Frau gefunden. Jemand musste sie verfolgt haben. Sie war barfuß, an ihren Fußsohlen fanden sich Schnitte wie von Glas. Sie trug ein blütenweißes, langes Kleid und ihre Füße waren zusammengebunden, während ihre Arme weit ausgestreckt waren. Ihr Kopf war auf weiße Rosen gebettet – sie wirkte wie ein Heiligenbild. Wer war diese dunkelhaarige Schönheit, die da auf dem Rasen lag wie ein friedlicher Engel? Wie war sie hierher gekommen und wer hatte ihr das angetan?

Morrison betrachtete die Tote einige Minuten lang. Sie hatte blauschwarze Haare, einen leicht bräunlichen Teint und wahrscheinlich auch braune Augen, doch diese hatte man ihr sanft geschlossen. Auffällig war, dass ihre eigene Hautfarbe nur zu erahnen war, denn Gesicht, Hals und Schultern waren sorgfältig mit einem hellen Puder bedeckt.

Arthur Hinley kam mit seinem großen Koffer über die Wiese gestapft: „Morrison, nicht anfassen! Und auch nicht so intensiv draufschauen! Bei Ihnen reicht schon ein Blick und der Tatort ist nicht mehr auswertbar!" „Ich wünsche Ihnen auch einen guten Morgen, Hinley!", grinste Morrison und drehte sich um.

Nach kurzer Untersuchung stellte sich heraus, dass die junge Frau erwürgt worden war. Sie musste nackt oder nur spärlich bekleidet vor einem Angreifer geflohen sein, denn an ihren Oberschenkeln und an ihrem Körper fanden sich Spuren wie von dornigen Büschen. Sie schien friedlich, fast als würde sie schlafen, vielleicht hatte sie sich nicht gewehrt, doch all das würde die Obduktion klarstellen. Morrison hatte hier nichts mehr zu tun, das war nun Hinleys Bühne. Er beschloss, stattdessen irgendwo ein gutes Frühstück einzunehmen und sich anschließend ein Bild von der Gegend zu machen. Er ging zu einem kleinen Laden ganz in der Nähe, der wegen seines Frühstücksangebotes beliebt und berühmt war. Er setzte sich in der Nähe des Fensters an einen kleinen Tisch und widmete sich einem großen Schinken-sandwich, welchem er die Begleitung einer großen Tasse Kaffee mit Brandy zukommen ließ. So würde es sich bestimmt bald klarer denken lassen. Wo sollte man anfangen? Es gab keinen Anhaltspunkt, der auf die Identität der Toten hinwies. Es gab keine Papiere, keine persönlichen Gegenstände, der ganze Fall schien äußert bizarr. Wenn Hinley nicht etwas Besonderes fände, würde sich die Ermittlung äußert schwierig gestalten. Doch Hinley fand tatsächlich etwas und rief Morrison umgehend an: „Sind Sie schon schlafen gegangen oder kann man noch mit Ihnen reden? Wir haben etwas entdeckt!"Natürlich machte Hinley es wieder spannend, er kannte Morrisons Ungeduld nur zu gut und spielte gern damit. Der Inspector legte Geld auf den Tisch und verließ das Restaurant mit hastigen Schritten. Zurück am Fundort fand er einen grinsenden Hinley. „Hab ich's doch gewusst, dass Sie nicht abwarten können!", witzelte er und hielt triumphierend mit der Pinzette einen kleinen, runden Gegenstand in die Höhe. Es war eine Art Holzperle, dunkel und fein gearbeitet, vielleicht aus Ebenholz. Die Abnutzungs- spuren ließen vermuten, dass sie nicht von einem gewöhnlichen Schmuckstück stammen konnte. Morrison sah sie sich ganz genau an, roch auch vorsichtig daran. Es fand sich keine Spur von Frauenparfüm, eher so eine zarte Idee von Weihrauch und Kerzenduft. Wahrscheinlich stammte diese Perle von einem Rosenkranz. Und genau mit einem solchen war die junge Frau wohl auch erwürgt worden, wie Hinley schon vor Ort hatte feststellen können.

Nun wurde die Leiche zur Gerichtsmedizin transportiert. Sehr viel weiter als vorher war man nun auch nicht. Doch die Art und Weise, wie man die Tote gebettet hatte, die Perle aus dem Rosenkranz und die weißen Rosen wiesen auf eine religiös orientierte Tat hin. War das ein Spur oder ein Irrweg? Morrison musste es herausfinden. Der einzige Mensch, dessen Rat ihm jetzt nützlich erschien, war ein alter katholischer Priester, Father Simon. Der war mittlerweile schon betagt, vielleicht fünfundachtzig Jahre alt, doch noch immer hellwach, gewitzt und immer für ein gutes Gespräch zu haben.

Er würde ihn in sicherlich in der Kirche St. Anne's treffen, denn dort betete er jeden Morgen. Wenn Morrison ihn noch erreichen wollte, musste er das Auto stehen lassen, denn im morgendlichen Berufsverkehr kam man auf den Straßen kaum voran. Er lief so zügig er konnte zur U-Bahn Station Marble Arch und nahm den Zug in Richtung West Ruislip. Bis zur Haltestelle Liverpool Street brauchte er kaum eine viertel Stunde und er nutzte die Zeit, um Studien unter den Fahrgästen zu treiben. Inder, Afrikaner, Muslime, alte Frauen, kleine Kinder, selbst eine Nonne war dabei – London war eine quirlige, unübersichtliche Stadt. Das gefiel ihm, doch es machte seine Arbeit nicht unbedingt leichter. Sein Blick blieb förmlich an der Nonne hängen, die sich schon beinahe von ihm belästigt fühlte. Sie trug einen Rosenkranz am Gürtel ihrer Tracht, doch der war aus hellem Holz und ganz anders als der, von dem die Perle vom Tatort stammen musste. Er erreichte die Underwood Road gerade noch rechtzeitig, denn Father Simon war gerade dabei, die Kirche zu verlassen. Eiligen Schrittes lief er auf den Geistlichen zu: „Father Simon, Father Simon, warten Sie bitte, ich muss Sie dringend sprechen!"

Der alte Mann drehte sich um und grinste über das ganze Gesicht: „Ist das nicht Morrison? Der alte Teufel selbst sucht den Beistand der Kirche? Das ist ja ein ganz besonderer Tag!" Die beiden umarmten sich wie alte Freunde und gingen ein Stück spazieren. Sie tauschten einige Höflichkeiten, doch Father Simon wusste, dass Morrison einen wichtigen Grund haben musste, um ihn zu so früher Stunde aufzusuchen. Der Inspector führte den alten Mann in eine Teestube, bestellte ihm einen feinen Earl Grey und zeigte ihm die Holzperle. Father Simon betrachtete sie lange und intensiv. Er schwieg eine ganze Weile, bis ihm etwas einfiel. „Diese Perle stammt tatsächlich von einem Rosenkranz. Es ist reines Ebenholz, sehr wertvoll und offensichtlich wurde der Rosenkranz auch ausgiebig benutzt.", erklärte er, „Die Schliffweise der Holzperle dürfte Sie interessieren, denn so werden sie nur in einer kleinen Manufaktur in Sevilla hergestellt, das ist also etwas Einzigartiges!" Morrison verkniff es sich, dem Priester zu erzählen, wozu der Rosenkranz am Ende benutzt worden war, doch er fragte ihn, ob er jemanden kannte, der einen solchen Rosenkranz besaß. Doch der Priester schüttelte den Kopf. Er konnte sich aber an die Oberin eines kleinen Klosters erinnern, die kostbare sakrale Schätze mit Leidenschaft sammelte. Vielleicht wusste sie etwas, das Morrison weiter-helfen könnte. „Sie leitet ein kleines privat gefördertes Kloster, eine Art Heim für Waisenmädchen aus aller Welt. Es ist in einer Villa in der Nähe des Hyde Park untergebracht.", sagte Father Simon und kritzelte die Adresse auf eine kleine Serviette. Morrison bedankte sich herzlich und beeilte sich, zurück zum Hyde Park zu gelangen.

Der Fundort war bereits geräumt und keine Spur war mehr geblieben, die noch auf das Verbrechen hindeutete. Alles schien seltsam friedlich.

Also machte er sich auf die Suche nach dem Kloster und fand es auch bald in einer kleinen Seitenstraße. Von außen sah das Haus eher bescheiden aus. Er läutete an der Tür und es dauerte einen Moment, bis eine hübsche, ältere Dame im Nonnengewand ihm öffnete. Sie musterte ihn von oben bis unten und verweigerte ihm den Eintritt: „Männern ist das Betreten des Klosters nicht gestattet, tut mir leid" Morrison zog seinen Dienstausweis aus der Tasche und die Nonne, sichtlich verärgert, gewährte ihm nun Eintritt. Mit eifriger Freundlichkeit führte sie ihn zum Büro der Mutter Oberin und es stellte sich heraus, dass sie selbst die Oberin war. Sie schob ihn in einen Sessel und reichte ihm einen Drink, was ihn verwunderte. Dann schenkte sie sich auch selbst ein Glas Sherry ein, bevor sie an ihrem Schreibtisch Platz nahm, auf dem sich einige kostbare Kunstwerke befanden. Sein Blick streifte über ein Kruzifix aus schwerem Silber, eine uralte, hölzerne Madonnenstatue und allerlei religiöse Stücke. „Sie werden entschuldigen, dass ich mir auch ein Glas genehmige, Sir, aber die Polizei ist doch sicher nicht hier, um sich nach den Kräutern im Klostergarten zu erkundigen?", plauderte sie los. Morrison lachte: „Sofern es sich bei den Kräutern nicht um Cannabis oder ähnliches handelt, interessiert mich das wenig!"

Er befragte die Oberin nach dem Rosenkranz, fragte auch, ob eines ihrer Mädchen vermisst würde, doch sie schaute sich die Perle kaum an, verneinte sofort jede Kenntnis darüber und wirkte sichtlich steif, als sie behauptete, dass alle Mädchen am Morgen pünktlich zur Messe erschienen waren.

Dem Inspector fiel das Bild eines Mannes um die sechzig auf, das hinter dem Bürostuhl der Nonne an der Wand hing. Er setzte ein verwundertes Gesicht auf und befragte die Nonne: „Ist denn der Kontakt mit Männern in diesem Kloster nicht verboten?"

Verwundert drehte die Oberin sich um und lachte verlegen: „Das ist Richard Langdon, unser Stiftsherr Er hat sein ganzes Vermögen der Sorge um junge Waisenmädchen verschrieben. Er hat viel Geld in Spanien und Südamerika verdient. Die Not dort hat sein Herz erweicht und ihn zum Wohltäter gemacht"

Morrison bedankte sich und ging zur Tür. Die Oberin lächelte freundlich , blieb aber auf ihrem Stuhl sitzen, als könnte ihr unsicherer Gang verräterisch wirken.

Auf dem Weg zum Ausgang zog ihn plötzlich jemand zur Seite. Es war eine junge Nonne, vielleicht achtzehn oder neunzehn Jahre alt. Sie wirkte verängstigt und hielt den linken Zeigefinger auf ihre Lippen gepresst, während sie Morrison in ein Zimmer schleifte. Sie atmete gedrückt und flüsterte: „Sir, das ist alles nicht wahr, Schwester Maria ist heute Morgen verschwunden, sie war nicht in ihrem Zimmer und ihre Kleidung liegt noch da!"

Nach einem kurzen Moment hatten sich Morrisons Augen an das Halbdunkel des Raumes adaptiert und er bemerkte, dass er im Zimmer eben jener Maria stand. Er sah sich um, während die junge Frau sich flüsternd bei ihm entschuldigte und sich als Schwester Beata vorstellte. Das Bett der verschwundenen Nonne stand sehr dicht am Ofen, ihr war wohl oft sehr kalt gewesen. Das Fußende war beschädigt, als hätte jemand oft mit großer Kraft dagegengetreten. Zu seiner Überraschung entdeckte Morrison unter der Matratze eine Gummiauflage, wie man sie sonst nur bei älteren Menschen verwendete, die ihre Notdurft nicht mehr kontrollieren konnten. Schwester Beata sah seinen erstaunten Blick und begann zu erzählen: „Maria hatte Schwierigkeiten mit dem Schlaf. Sie hatte fürchterliche Alpträume und wachte dann schreiend auf. Sie träumte manchmal von Händen, die sie fortreißen in die Dunkelheit. Dann hat sie sich im Bett gewälzt und mit den Beinen gestrampelt, es war furchtbar! Die Mutter Oberin hat oft gedacht, dass Maria vom Teufel besessen wäre, denn sie hatte ja auch Angst vor Gespenstern uns solchen Sachen" Morrison setzte sich auf die Bettkante und hörte aufmerksam zu. Schwester Beata hatte noch mehr zu berichten. Marias Beine zuckten auch tagsüber oft, sie hatte ständig einen Schluckauf. Sie war sehr still, hüstelte aber oft und benahm sich sehr würdevoll. Fast schien es, als ob ihr Inneres schreien wollte, während ihr Körper schwieg. Etwas schien sie zu belasten, doch sie sprach so gut wie nie.

Sie zupfte an ihrer Kleidung herum, manchmal fluchte sie sogar, was ihr im Kloster schon harte Strafen eingebracht hatte. Alle hatten Maria gern, auch wenn sie sich selbst verachtete und sich wie eine Hexe fühlte – eine Hexe, die Angst vor ihrem Körper hatte, der die Männer verwirrte. Schwester Beata beeilte sich, alles zu erzählen, was ihr einfiel: „Irgendetwas stimmte nicht mit Maria! Sie war ja nicht einmal eine Waise, ihr Vater hat sie regelmäßig nach Hause geholt!" Morrison, der in der Zwischenzeit das ganze Zimmer gründlich in Augenschein genommen hatte, wurde hellhörig. Beata nickte heftig: „Ja, Mr. Langdon ist Marias Vater. Er hat sie hierher gebracht, damit sie Heilung findet."

Nun zuckte Schwester Beata zusammen – sie hörte Schritte im Flur und bekam große Angst, von der Mutter Oberin entdeckt zu werden. Doch Morrison schob sie leise hinter das Kopfende des schweren, hölzernen Bettes und kauerte sich neben ihr hin. Das junge Mädchen war verunsichert, doch sie vertraute Morrison. Auch nachdem die Schritte verhallt waren, harrten die beiden noch eine Weile so aus, um ganz sicher zu gehen, dass niemand vor der Tür lauerte. Dann eskortierte Morrison Schwester Beata diskret durch den Hausflur und verschwand dann selbst durch den Garten, ohne dass ihn jemand bemerkte. Er fuhr zurück zum Polizeirevier und veranlasste einen Sergeant, ihm alles verfügbare Material über diesen Richard Langdon zu beschaffen.

Er beschloss, Hinley einen Besuch abzustatten. Der Pathologe reagierte sehr gereizt auf dieses Ansinnen, denn er hatte den Obduktionsbericht noch nicht zufriedenstellend abschließen können. Hinley war eigentlich nie ganz zufrieden mit seiner Arbeit, obwohl er der perfektionistische Pedant war, den Morrison je erlebt hatte. „Also sie ist definitiv erwürgt worden.", grummelte Hinley, „Mit einer Perlenkette oder aber mit einem Rosenkranz, was Sie ja wohl freuen wird! Übrigens ist sie vorher geohrfeigt worden." Die dunkle Befürchtung aber, die Morrison gehegt hatte, bestätigte sich nicht. Das Mädchen war als Jungfrau gestorben.

Hinley aber hatte noch ein triumphierendes Grinsen im Gesicht. Was wusste er noch? Der Pathologe war nicht sehr hoch gewachsen, doch nun richtete er sich voller Stolz auf: „Dieses Mädchen ist aller Wahrscheinlichkeit nach von einem Mann ermordet worden, doch die anschließende Maskerade war eindeutig das künstlerische Werk einer Frau! Wir haben sogar Fingerabdrücke gefunden. Nur gehörten die leider zu keiner Person, die bereits in einer britischen Datenbank registriert war. Aber immerhin – es gab verwertbare Spuren. Unter dem hellen Puder war die Haut der jungen Frau braun. Sie sah aus wie eine Zigeunerin, eine Gitana, wie man sie aus Granada oder Sevilla kannte. Was war ihr Geheimnis? Morrison hatte fühlte, dass er es bald herausfinden würde.

Mit Richard Langdon tat sich das nächste Rätsel auf – es gab ihn eigentlich gar nicht! Er war zwar als Steuerzahler registriert, sein Wohnort war bekannt, doch es gab weder eine Geburtsurkunde, noch Aufzeichnungen über Schulbesuche oder sonstiges. Der Fall gestaltete sich mysteriös und das gefiel Morrison. Einfache Dinge machten ihm keinen Spaß. Wenn er in Spanien und Lateinamerika tätig gewesen war, könnte es doch vielleicht dort irgendeinen Hinweis auf seine Identität geben. Er nahm das Foto und ließ es einscannen, schickte es dann selbst an alle in Frage kommenden Botschaften. Schließlich erhielt er einen Anruf vom Sicherheitsdienst der spanischen diplomatischen Vertretung in London. Man bat ihn um ein Gespräch und schickte sogar einen Wagen, der ihn zur Botschaft brachte. Es schien, als hätte Morrison in ein Wespennest gestochen.

Man begrüßte ihn hektisch und brachte ihn in das Büro des Sicherheitschefs. Alle schienen sehr geschäftig und kurz darauf erschien ein hagerer Mann von vielleicht fünfzig Jahren und schüttelte ihm umständlich die Hand. Er stellte sich als Esteban Astiz vor, bot Morrison einen Sitzplatz und einen Drink an. Er hüstelte und begann zu erklären, warum man sich solch eine Mühe gemacht hatte, um mit dem Inspector in Kontakt zu treten: „Der von Ihnen gesuchte Mr. Langdon ist nicht der, für den Sie ihn halten! Er ist spanischer Staatsbürger und sein Name ist Aurelio Ruíz.

Er ist der Sohn eines francofaschistischen Offiziers, der maßgeblich an der Verfolgung und Ermordung von Gitanos, also andalusischen Zigeunern, beteiligt war" Das alles klang höchst interessant. Morrisons Muskeln spannten sich an: „Erzählen Sie mir mehr, Astíz!" Dieser begann, um den Schreibtisch herumzulaufen und erzählte von einem Offizier namens Gabriel Astíz, einem Kriegsverbrecher, der sich der Strafverfolgung durch eine abenteuerliche Flucht nach Südamerika entzogen hatte, wo seine Frau bald starb. Dort baute er sich dann ein neues Leben auf, stellte sich nach Außen in den Dienst der Kirche und des Guten. Doch in Wahrheit verdiente er ein Vermögen mit dem Verkauf von historischen Artefakten und kleinen Kindern. Indianische Kinder, Kinder von armen Müttern – alles, was niedlich und gesund war, nahm er zu sich in ein marmorweißes, feines Waisenhaus. Dort wurden die Kleinen vorbereitet auf ihre neuen Familien in Europa, die viel Geld für ein Kind bezahlten. Sein Sohn war ihm hörig, wuchs in das Geschäft hinein, folgte jedem Befehl und trat Schwachen gegenüber mit äußerster Brutalität auf. Was sein Vater haben wollte, beschaffte er mit allen Mitteln. Astíz schenkte nach und setzte seine Erzählung fort: „Es gab einen Putsch und Ruíz senior wurde von Rebellen getötet. Sie waren ihm auf die Schliche gekommen. Ohne seinen Vater und Führer sah Aurelio keine Zukunft mehr für sich und seine Frau. Sie flohen zurück nach Spanien, nahmen neue Identitäten an und beschränkten sich fortan auf den Handel mit

Antiquitäten. Wir waren ihm auf den Fersen, doch dann entwischte er uns wieder. Irgendwo in Sevilla ist er abgetaucht, hat wohl wieder angefangen, mit Kindern zu handeln. Soweit wir wissen, waren er und seine Frau kinderlos geblieben"

Also hatte ein kinderloser, kinderhandelnder Antiquitätenexperte namens Aurelio Ruíz seinen Weg nach Großbritannien gefunden, wo er aus lauter Barmherzigkeit als Richard Langdon ein Kloster für junge Mädchen finanzierte. Wie interessant! Astíz übergab Morrison noch eine Handvoll Unterlagen und bat ihn, bei den Ermittlungen diskret vorzugehen. Morrison nickte und verschwand.

Mittlerweile war es Abend geworden und er beschloss, seine Gedanken zu ordnen, was noch immer am Besten mit Whisky funktionierte. Doch zunächst begab er sich zum Polizeirevier, um die Unterlagen durchzusehen und im Panzerschrank zu verwahren. Für den nächsten Morgen ließ er ein Einsatzteam zusammenstellen. Er wollte mit Langdon sprechen und auch das Kloster sollte zur gleichen Zeit einen uniformierten Besuch erhalten. Morrison hatte einen fatalen Verdacht und wusste, dass er ganz kurz davor stand, den Fall zu lösen. Morrison war müde und elektrisiert zugleich. Er ging heim und entspannte sich, so gut es ging. Der nächste Tag würde früh beginnen – deutlich früher, als es ihm angenehm war.

Es war noch dunkel, als Morrison mit einem Sergeant und einem guten Dutzend Polizisten bei Langdons Villa ankam. Er befahl den anderen, sich diskret im Hintergrund zu halten. Er wollte Langdon zunächst allein vernehmen. Ein älterer, schmächtiger Mann öffnete ihm die Tür und ließ ihn herein. Der Butler schien sehr untertänig, ja verängstigt Langdon gegenüber zu sein, bemühte sich, in allem korrekt und zufriedenstellend zu handeln. Er holte seinen Herrn aus dem Speisezimmer, wo dieser gerade sein Frühstück einnahm.

Langdon betrat den Raum mit einem einnehmenden Lächeln, ging mit ausgebreiteten Armen auf Morrison zu und begrüßte ihn mit einer äußerst extrovertierten Herzlichkeit. Er wies den Butler an, für seinen Gast und ihn heißen Kaffee mit irischem Whiskey zuzubereiten. „Der erdet mich immer am Morgen!", lachte er, „Sonst habe ich immer das Gefühl, als würde ich schweben, außerdem hilft das Zeug gegen Schwindel!"Morrison ließ ihn erzählen. Der aufmerksame Butler hatte auch noch ein paar Sandwiches vorbereitet und Langdon griff beherzt zu. Er schniefte beim Essen und sein Kiefer knackte bei jeder Kaubewegung. Morrison lächelte: „Sie fragen mich gar nicht, warum ich hier bin?"
Der Hausherr schaute ihn verdutzt an: „Oh, das ist mir entfallen, das tut mir leid, sowas passiert mir in letzter Zeit Opfer, äh öfter!" Draußen hörte man ein Tablett zu Boden fallen.

Langdon sprang sofort auf, stürzte sich auf den Butler und packte ihn am Kragen: „Können Sie nicht aufpassen, Sie nichtsnutziger Wurm! Sie wissen genau, dass ich Lärm nicht ertragen kann!"
Er versetzte ihm einen Stoß vor die Brust und gesellte sich wieder zu Morrison, hielt nun aber seinen Kopf in die Hände gestützt, als würde ein tiefer Schmerz darin von einer Seite zur anderen pendeln. Der Inspector ignorierte das Tun und schaute sich intensiv im Zimmer um.

Auf einem Clubtisch aus Rauchglas stand eine gerahmte Fotografie. Das Mädchen darauf sah aus wie die Tote aus dem Park. Und die Frau auf dem Hochzeitsbild, das gleich daneben stand, hatte eine deutliche Ähnlichkeit mit der Mutter Oberin aus dem eigenartigen Kloster. Morrison erhob sich aus dem weichen Ledersessel, ging hinüber zu Langdon und legte ihm eine Hand auf die Schulter. Der zuckte zusammen, denn Berührungen konnte er nicht ertragen. Er fuhr herum und sah Morrison mit weit aufgerissenen Augen an.

„Mr. Langdon, wer ist die junge Frau da auf dem Foto?", fragte der Inspector den zitternden Mann auf dem Sofa. „Die, ach das, das ist meine Adoptivtochter Mary!", stotterte er, „Sie lebt leider nicht mehr bei uns, sie leidet an einer Nervenkrankheit!" Langdon begann eine rührselige Geschichte, winselte wie ein Hund:

„Wir hatten Mary aus einem Waisenhaus zu uns
genommen. Als Baby war sie so friedlich, doch dann,
als sie laufen konnte, begann sie, wild
umherzutanzen, nackt im Garten herumzulaufen
und schamlos zu lachen! Sie benahm sich wie eine
Wilde und so wussten wir keinen anderen Rat, als sie
tageweise in die Obhut frommer Frauen zu geben,
die ihr den Teufel austreiben sollten. Wir waren
überfordert, ich hatte mit meiner eigenen Gesundheit
genug Probleme, das Rheuma, wissen Sie?" Dann
verlor er wieder den Faden und saß wortlos da.
Morrison hatte genug gehört und sprach ihn nun
ganz direkt an: „Mr. Aurelio Ruíz, Ihre Adoptivtochter ist aus dem Kloster verschwunden und
ermordet worden. Und auch Ihre werte Gattin, die
Mutter Oberin, will nichts bemerkt haben!" Der
Angesprochene griff nach einem Aschenbecher und
schlug nach Morrison: „Sie können mir gar nichts
nachweisen , Sie sind zu schwach!"Morrison wich
entspannt zur Seite aus und gab ein Alarmsignal.
Daraufhin stürzten Polizisten, bewaffnet und mit
Hunden, das Haus und Aurelio Ruíz ließ sich mit
erhobenen Armen auf den Rücken fallen. Er hatte
Angst vor Hunden und vor Menschen, die stärker
waren als er selbst. Man führte ihn ab und
durchsuchte das ganze Haus. In einem Raum, der
wie ein skurriles Kinderzimmer wirkte, hatte Maria
wohl gelebt, wenn sie nicht im Kloster sein musste.
Im Garten, nahe beim Brunnen, fanden sich
Holzperlen von einem Rosenkranz, die denen vom
Fundort der Leiche glichen. Hier war Maria wohl

gestorben. Morrisons Arbeit hier war getan.

Er machte sich auf den Weg zum Kloster, wo die
Oberin bereits verhaftet worden war. Auch hier
erfolgte eine gründliche Durchsuchung aller Räume.
Im Keller entdeckte man ein großes, verschlossenes
Zimmer und brach die Tür auf. Wände und Boden
waren weiß gefliest, eine kalte Lampe strahlte von
der Decke. Ein Krankenhausbett stand darin, auch
ein Brutkasten und Schränke voll von allerlei
medizinischem Gerät – es war ein geheimer
Kreißsaal! Deshalb also brachte man junge Mädchen
hierher – man nutzte ihre Verzweiflung aus, ließ sie
hier ihre Kinder gebären und bot ihnen dafür eine
sichere Heimstatt, wo sie Buße tun und sich auf ein
reines Leben vorbereiten konnten. Offensichtlich
handelte Ruíz noch immer mit Kindern, doch die
Methodik hatte sich geändert.

Morrison hatte genug gesehen und ließ sich in das
Büro der Oberin führen, um sie selbst zu vernehmen.
Ihre Verteidigung brach schnell zusammen. Sie
kauerte auf dem Stuhl wie ein Häufchen Elend und
weinte. Unter Schluchzen und Seufzen versuchte sie,
ihre Version der Geschichte zu erzählen: „Ich habe
den Mädchen nur helfen wollen, mein Mann hat
bestimmt, was zu tun war! Es war doch für alle das
Beste! Und auch für Maria. Sie war doch nur ein
kleines Zigeunerkind, wir haben sie aus Sevilla
mitgenommen. Ihre Mutter hatte doch nichts und ich
wünschte mir so sehnlich ein eigenes Kind!

Sie sollte ein anständiges Mädchen werden, sittsam und gelehrig. Sie war ja auch klug und sie hat schnell gelernt, doch sie war ein Teufel mit ihrem nackten Getanze!" Morrison musste an sich halten. Wie verblendet konnte diese Frau nur sein! Und sie setzte ihre Erzählungen fort. Erzählte davon, wie sie das Kind in ihr unsägliches Kloster brachte, sie in ein dunkles Zimmer einschloss und ihr sagte, die Geister und die Teufel würden kommen, wenn sie nicht aufhören würde, so böse zu sein. Eine ganze Nacht lang hatte das Kind geweint und geschrien, doch dann war sie plötzlich still, für immer still. Sie lachte nicht mehr, sprach nicht mehr, tanzte nicht mehr. Sie zog freiwillig weite, graue Kleider an und sang auch keine Lieder mehr. Stattdessen hatte sie ständig Schluckauf, so als würde der Teufel in ihr noch immer rebellieren. Sie zuckte mit den Füßen, zupfte an ihrer Kleidung und schrie nachts im Schlaf. Ihre schöne, glatte Haut wurde trocken und rissig, das fröhliche Kind wurde eifersüchtig und still. Nur der ewige Husten und das gelegentliche Fluchen ließen noch etwas von ihrer alten Lebendigkeit erahnen. Sie war neidisch auf die anderen Kinder, die in bunten Kleidern auf der Straße spielten, doch sie fügte sich. Sie fügte sich und schien zu funktionieren, bis sie eines Tages zuhause eine kleine, metallene Schachtel fand, mit einem Foto aus Sevilla, das tanzende Zigeuner zeigte. Da hatte sie verstanden, wer sie war, hatte das Geheimnis der Familie durchschaut. Sie fing wieder an zu tanzen, nackt zu sein und zu lachen – sogar zu Hause, vor den Augen ihres Vaters!

Da war er rasend geworden wie ein Rottweiler, hatte sie durch den Garten gehetzt, war ihr an die Gurgel gesprungen und hatte sie mit dem Rosenkranz erdrosselt, der einmal ihrer leiblichen Mutter gehört hatte. Aber er hatte doch keine andere Wahl. Er musste verteidigen, was sein Vater und seine Kameraden erschaffen hatten. Nichts war wichtiger als das Rudel! Die falsche Oberin fing an zu lachen: „Ich hab unseren Engel dann in den Hyde Park gebracht, da dürfen ja alle Verrückten sein! Ich habe sie geschmückt für den Herrn, sie sollte seine reine Braut werden!" Der Verstand dieser Frau war für immer verloren. Man führte sie ab und der Fall war geklärt. Doch was war mit all den Kindern geschehen, die hier geboren worden waren? Was sollte aus den Müttern werden und was war mit all den Kindern, die Ruíz hatte entführen lassen? Sollte all dies eines Tages geklärt werden oder war das Schweigen die bessere Wahl? Morrison kannte die Antwort nicht und ging davon.

Auflösung

Mord am Meer

Samuel Morrison: Tuberculinum

- Stocklocken
- auffällig dichte, lange Wimpern
- Freiheitsdrang, unstetes Wesen
- Verlangen nach Alkohol und Geräuchertem
- Verlangen nach Kiefernwäldern und Gebirge
- wechselnde Partnerschaften, da Bindung dem nomadischen Grundgefühl entgegensteht

Harold Emerston: Medorrhinum

- Maßlosigkeit, auch im Umgang mit Geld
- von allem zuviel
- Abgekaute Finger- und Fußnägel
- Überfluss, Übermaß
- sexuelle Exzesse
- hochgradiger Genuss von Alkohol oder Drogen
- Leidenschaft für Luxus

Henry Campbell: Lycopodium

- unscheinbares Äußeres
- Furchen im Gesicht schon bei Babies
- kein Gürtel am Bauch wird ertragen, daher oft Hosenträger
- bindungsunfähig, da ungern in Verantwortung für Familie
- impotent
- geltungsbedürftig, in Vereinen engagiert
- rechthaberisch
- intelligent
- Probleme mit Fremdwörtern
- Verunsicherte Persönlichkeit, die sich nach außen strukturiert und beherrschend zeigt

Mary Jacobs: Sepia

- zyklisches Auftreten der Beschwerden alle 28 Tage
- kantige Gestalt
- dunkles Haar
- Sattelfleck auf der Nase
- kühl, zynisch
- trägt gern violett
- Verlangen nach Schokolade
- Verlangen nach Tanz
- Besserung am Meer
- Träume von Pferden / Leidenschaft für das Reiten
- Probleme im Umgang mit Männern

Ein tiefer Sturz

Dr. Hinley: Arsenicum album

- blasse Gestalt
- tiefe Furchen im Gesicht schon als Kind
- trockene Lippen
- pedantisch und detailversessen
- Zahlreiche Unverträglichkeiten gegen
  Lebensmittel, auch Alkohol
- Durst, Verlangen, zimmerwarme Getränke in
  kleinen Schlucken zu trinken
- Unverträglichkeit gegenüber kalten Getränken
- gerötete Augenlider
- ständig tropfende Nase
- akribisch, ritualhaft
- Angst vor Krankheiten
- Schwierigkeiten in Partnerschaften, da die
  eigenen Gesetze und Vorstellungen sehr rigide
  sind

Archibald Lauren: Aurum metallicum

- edelmütig
- idealisiert die junge Frau, sieht ihre Potenziale
  und will sie „in den Himmel heben"
- großzügig
- kultiviert

Estelle Lauren: Ignatia

- edle Erscheinung
- hysterisches Naturell
- leidenschaftlich
- Weinen mit Schluchzen
- Gedankenkreisen
- Angst vor Vögeln
- Schwitzen im Gesicht bei Erregung
- Taubheit in den Fingern
- Gefühl, die Brust sei zusammengeschnürt
  Gefühl, verraten und ungerecht behandelt
  worden zu sein

Reines Begehren

Rosemary Linnet: Silicea

- elegant, doch unauffällig
- dezente Kleidung, dezenter Schmuck
- Schweiß an den Füßen zerfrisst Socken und
  Innenfutter von Schuhen
- Verschlechterung durch Zugluft
- Erkältungsneigung
- gerötete Nase, Schnupfenneigung
- Frösteln
- Schüchternheit
- Perfektionismus

Henry Lambert: Thuja occidentalis

- sprödes Haar
- Augenbrauen, die nach den Seiten dünner werden
- süßlicher, modriger Geruch
- gelblich verklebte Augenlider
- fettige Gesichtshaut
- Warzen
- Kopfschmerzen wie von einem Nagel, der in den Schädel getrieben wird
- Verlangen nach Süßigkeiten
- Wahnidee, etwas Lebendiges sei im Bauch
- unscheinbare Person, die ein Geheimnis verbirgt

Mutterliebe

Mrs. Paterson: Pulsatilla

- rundliche Figur
- blondes Haar
- Verlangen nach Harmonie und Familie
- bemutternd, fürsorglich
- weint schnell, lässt sich aber schnell trösten
- cremiges, gelbes Nasensekret
- Verlangen nach Butterbrot, Schinken und Käse, Süßigkeiten und Sahne
- Neigung zur Mittelohrentzündung
- Verlangen nach frischer Luft

Genosse Madasacow

Adrian Sullivan: Mercurius solubilis

- impulsiv, destruktiv, leidenschaftlich
- ausgeprägter Sinn für Gerechtigkeit
- Zorn, Wut, Gewaltimpulse
- charismatisch, begeistert andere
- blasses Gesicht
- Narben von Akne oder Pocken
- buschige, wilde Augenbrauen
- Verlangen nach Butterbrot und kalten
  Getränken
- Atem faul, metallisch
- Sprachprobleme
- eitrige, schlecht heilende Hautgeschwüre
- profuses Schwitzen
- fürchtet den Tod, sucht den Tod

Cora Hesketh: Aranea diadema

- ständiges Empfinden von Kälte
- Rauchen bessert das Befinden
- Geräuschempfindlichkeit
- Häufiges Erschrecken und Zusammenzucken
- Zahlreiche Nahrungsmittelunverträglichkeiten
- Essen nur in kleinen Happen möglich, danach
  stundenlange Übelkeit
- attraktiv, intelligent
- intrigant und hintersinnig

Ave Maria

Maria: Hyoscyamus niger

- sinnlich, attraktiv
- Alpträume, wacht schreiend auf
- Angst vor Geistern und Teufeln
- unruhiger Schlaf
- zuckende Beine
- unwillkürlicher Harnabgang
- Fluchen
- Zupfen an der Kleidung
- Wahnidee, sei eine Hexe oder Hure
- trockene Haut
- Kitzelhusten
- Schluckauf
- Verlangen nach Tanz und Nacktheit
- unangebrachtes Lachen
- Schamlosigkeit ODER Verleugnung der eigenen Weiblichkeit

Aurelio Ruíz: Lac caninum

- Verlangen nach warmen Getränken und Whiskey
- Gefühl, als würde man schweben
- Schwindel
- Kieferknacken beim Essen
- Sprachstörungen
- Aggression gegenüber Schwächeren oder Untergebenen

- Symptome wechseln die Seiten
- Häufige Kopfschmerzen (vom Hinterhaupt nach vorn ziehend)
- devot gegenüber Stärkeren und Vorgesetzten
- blinder Gehorsam
- Zugehörigkeit zu einer Gruppe wichtiger als eigene Interessen
- Angst vor Hunden
- Schlafposition auf dem Rücken

Nachtrag

Die dargestellten Fälle und Charaktere sind frei
erfunden. Jegliche Ähnlichkeiten mit tatsächlichen
Fällen oder Personen sind rein zufällig und
unbeabsichtigt. Alle Persönlichkeitsbilder orientieren
sich an den klassischen Leitsymptomen der
jeweiligen homöopathischen Mittel.
Selbstverständlich konnten nicht alle in der Literatur
aufgeführten Symptome in den Geschichten
verarbeitet werden, es treten aber auch bei den
meisten Patienten nicht alle der möglichen
Symptome auf. Auch das Äußere des Menschen kann
sich immer von dem unterscheiden, was in der
Fachliteratur aufgeführt wird. Um eine sachgerechte
homöopathische Diagnose und Behandlung
durchzuführen, reichen die hier genannten Fakten
keinesfalls aus.

Impressum:
Franziska Feist
Heilpraxis Südspitze
Marchwitzastraße 24-26
12681 Berlin
www.imago-vital.de